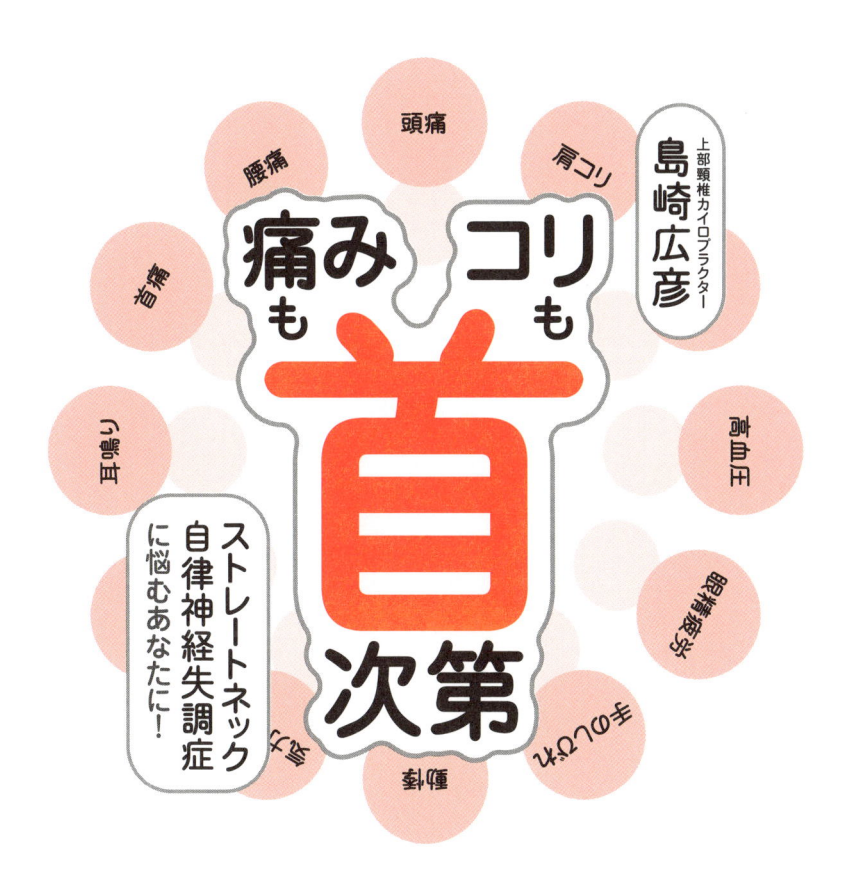

痛みもコリも首次第

上部頸椎カイロプラクター
島崎広彦

ストレートネック
自律神経失調症
に悩むあなたに！

頭痛 肩コリ 腰痛 首痛 耳鳴り 高血圧 眼精疲労 手のしびれ 動悸

清流出版

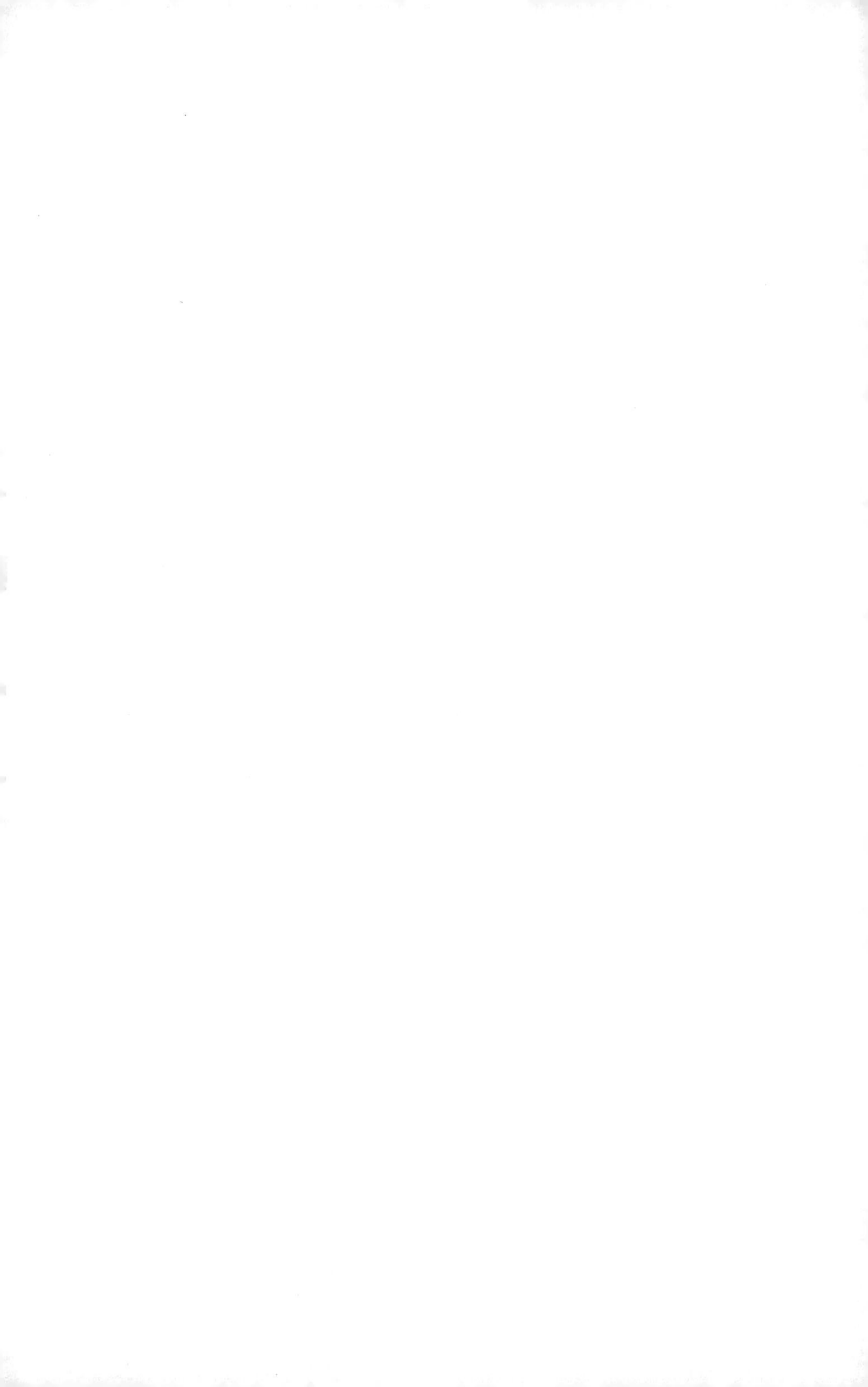

はじめに

「諦め」は心の負の遺産になってしまう

もしあなたが、体に不調を抱え、辛くて悩んでいるのだとしたら、インターネットで自分と同じ症状を検索してみてください。そこにはきっと同じ苦しみが治ったという人の事例が見つかることでしょう。治った人がいるということは、あなたも治る可能性があるという前向きな捉え方をしていいのです。

診察を受けた医師から「これは治らない」といわれたとしても、たった一人の医師の診断を信じるのではなく、セカンドオピニオンやサードオピニオンを求め、治った人がいるという事実を信じましょう。

「体を治す」というプロセスは、一般の方には何をどうすればよいのか、全く見当がつかない難しい道のりだと思います。それでも、「少しでも良くなりたい！」と、自分なりに努力を始め、歩いてみたり、ストレッチをしてみたり、布団や枕を変えてみたり、サプリメントを飲んでみたりと、いろいろ試されていることでしょう。

しかし、先行きのわからない道のりに対して行う対処法は、往々にして「見当はずれ」なことが多く、無駄な努力という形で、挫折感や、やっぱり何をやっても治らないというような、「諦《あきら》め」という心の負の遺産になってしまいます。

人間は諦めてしまうと、時には人に会いたくなくなったり、引きこもったり、お酒で気を紛らわせたり、食べすぎてしまったり……、自暴自棄になってしまうものです。

本書では、人間には素晴らしい「自己治癒能力＝自然治癒力＝自己再生機能＝生命力」が備わっていることを認識していただき、必ず治るときがくることを信じて、諦めない、前向きな思考回路と有効なセルフケアをお伝えしたいと思います。

人間には、本来備わった「自然治癒力」がある

自然治癒力とは、体が自力でケガや不調を治す不思議な能力です。

不思議といえば、私達の体は六〇兆個の細胞からできているといわれますが、元はたった一つの受精卵から出来上がっていることも不思議に思いませんか？

母親のお腹の中では羊水に浮かんで、へその緒から栄養分をもらっていたのに、出産と同時に肺呼吸に切り替わることも不思議。そして現在も新陳代謝といって、細胞が新しいものに入

れ替わりながらこの体を維持していることも……、どれをとっても不思議です。不思議というよりも、これは生命の神秘です。

科学が発展し生命の解明は遺伝子レベルまで進み、遺伝子組み換えによる新しい性能を持った新種もつくれますし、細胞を操作して再生医療も大きく進歩してきました。

しかし、ここが重要なポイントなのですが、遺伝子組み換えもIPS細胞も、生きている細胞を変化させる技術であって、どんなに科学技術が発展しても、人はまだ生きた細胞をゼロからつくり出すことはできません。

生命誕生だけでなく、新陳代謝や五臓六腑の調和など、生きていくうえで欠かすことのできない生命の営みがあります。このように生命を生み出し、細胞を六〇兆個までつくり上げ、肉体と生命を維持管理している〝チカラ〟を、私達は「生命力」と呼んでいます。そんな生命力の一部に自然治癒力という、体を元の正しい状態に戻す力が含まれているのです。

しかしながら、自然治癒力の活性が低下することがあり、体が治りにくい状態になっている人が多いと思われます。

それでは逆に、自然治癒力が活発に働きやすい環境とはどういう状態でしょうか。

それは、体の中の調和がとれている状態です。体の中をくまなく観察し、状況を把握し、最適な状態にするための指示をするのが脳の役目なので、まずは脳が健康なことが重要となります。さらに脳からの命令が、速く、正確に末端まで伝わりやすくしなければなりません。
これらの役割は脳と脊髄《せきずい》（中枢神経）と、体の末端まで張り巡らされた神経線維（末梢神経）が分担しています。脳・脊髄・神経という命令伝達系の働きが低下すると、細胞の働きも低下してしまうという関係にあります。

まとめると、
- ●体には生命力・自然治癒力がある。
- ●体内環境によって自然治癒力が低下することがある。
- ●低下した自然治癒力の活性化は、体内環境を整えることで可能になる。
- ●体はすべて（体内環境すらも）中枢神経にコントロールされている。

そこで着目していただきたいのが、首です。

首を整えて、脳を元気にする

首とは、七つの骨で構成されている「頚椎《けいつい》」を指します。頚椎は頭を支えて、頭を動かす働きとともに、生命維持に関わる神経の束「脊髄」を保護しています。首は脳と体を連結している重要な部位なのです。

心臓から送り出された、栄養と酸素がすごく豊富で新鮮な血液は、首を通って脳に送られ、脳からの指令は首を通って全身に伝わります。

首が正常に機能することによって、脳への血流（栄養補給路）がスムーズに行われます。

健康体でいるためには、まずは脳が元気であること。そして、脳からの命令が頸椎のズレや曲がりにジャマされず伝わりやすいことが重要となります。

これからご紹介する、あなたの体の不調を自力で改善・回復させるために行う手技の中で、首を整えると得られる効果は、自然治癒力を高める作用でもあるのです。

もちろん、脳が元気であることの条件として、前向きな考え方も重要な一部となります。

私は頸椎の働きを正常に保つための治療を専門とする治療院の院長です。

農家に生まれ地元の高校を卒業し、一八歳で日本指圧専門学校に入学、日本上部頸椎カイロプラクティックスクールとのダブルスクールという学生生活を送り、二〇歳であんま・マッサージ・指圧師の国家試験に合格しました。

国家資格取得と同時に訪問マッサージを開始し、頸椎にカイロプラクティックの手技を加え

7つの頸椎とその役割

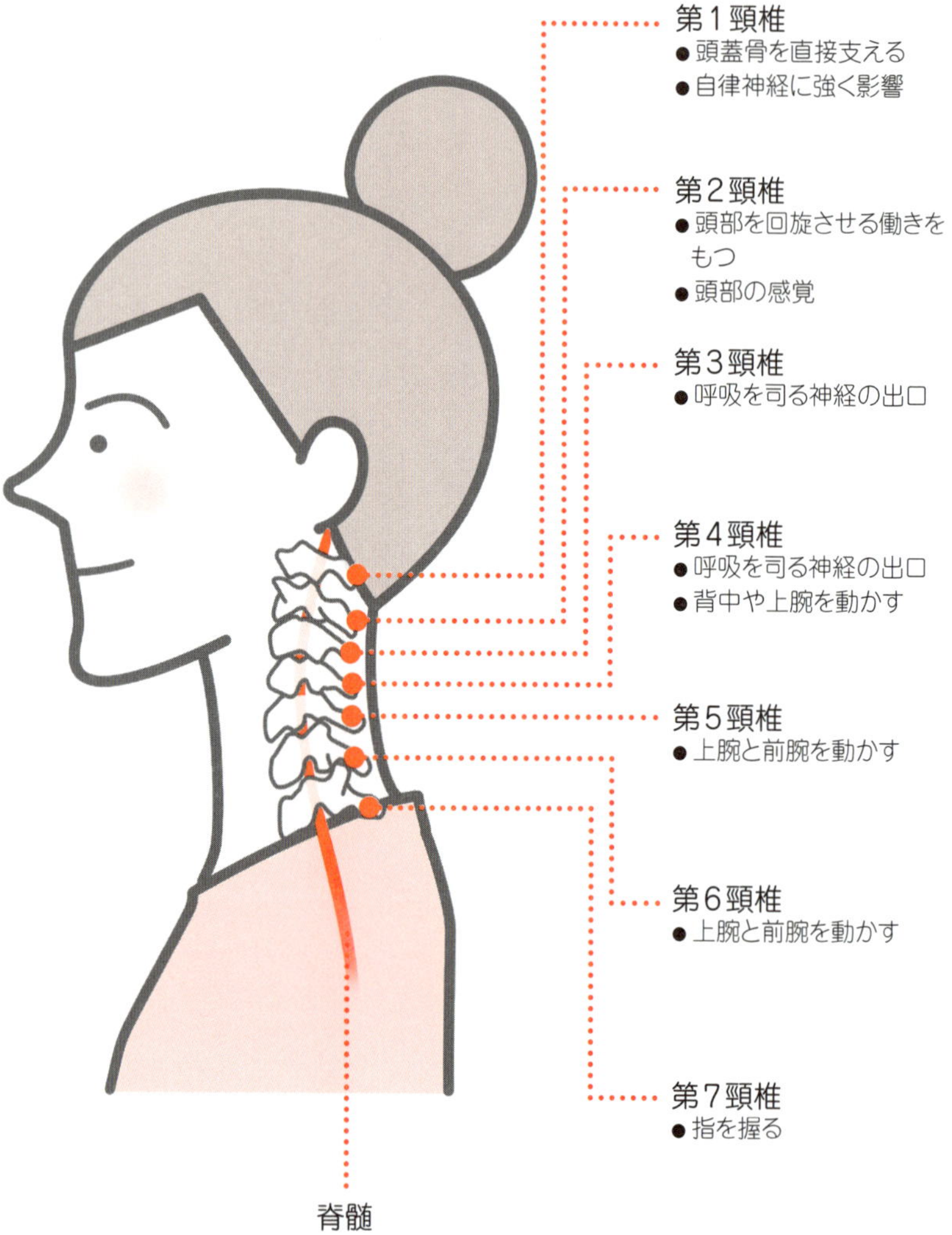
第1頸椎
●頭蓋骨を直接支える
●自律神経に強く影響
第2頸椎
●頭部を回旋させる働きをもつ
●頭部の感覚
第3頸椎
●呼吸を司る神経の出口
第4頸椎
●呼吸を司る神経の出口
●背中や上腕を動かす
第5頸椎
●上腕と前腕を動かす
第6頸椎
●上腕と前腕を動かす
第7頸椎
●指を握る
脊髄

る独自のスタイルを生み出しました。二三歳で小さな店舗を構え、二六歳のときに治療院を建て現在に至っています。お一人おひとりの体の不調と向き合い続けた結果、当院の名がクチコミで広まり、多くの方が日本各地から、時には海外からも受診にいらっしゃいます。

こうして不調を抱える方々の健康回復に寄与できるのも、すべては頸椎の治療に絶対の自信をもっているからです。

多くの方に喜んでいただいている頸椎治療のエッセンスを本書にまとめました。ストレートネックの改善や自律神経を整える「首押しメソッド」や「首ストレッチ＆筋トレ」をご紹介していきますが、くれぐれも痛みが出るほど強く押したりしないように気をつけてください。

首の後ろ側は筋肉が複雑に入り組んだ構造になっているので、押しすぎると痛みで首が回らなくなったり、あるいは頭痛が出ることがありますが、数日で回復します。

しかし、首の前側には血管や迷走神経（運動・感覚・分泌を支配する神経）など、押してはいけない部位があります。こちらを押しすぎると本当に不調になりますので、首の前側を押すことは、絶対にしないでください。

本書が、頸椎由来の不調に悩むみなさまの助けになれることを願っています。

目次

Part 1

あなたの首は大丈夫？

Part 2

ブックデザイン・松永大輔
イラスト・池畠裕美

Part 1
あなたの首は大丈夫？

不調の原因となる、神経伝達妨害を取り除く

例えばクラシック音楽のコンサートで、交響楽団の団員（演奏家）と指揮者の関係に着目してください。バイオリン、チェロ、管楽器など、それぞれの楽器が演奏家の高い技術によって良質な音を奏でるのですが、指揮者によってすべての楽器の音色が調和して、美しいハーモニーが完成します。指揮者は観客にお尻を向けることを失礼とせず、演奏家に向かって適切な指令を送り続けることが役目となります。

では、この指揮者と演奏家の間に曇りガラスを置いてしまったら？　または、会場のはるか後ろ、客席よりもさらに後ろの遠くの位置に指揮者を追いやってしまったら？　演奏家達は指揮者が自分に何を求めているのか理解できないことでしょう。このような制御不能のオーケストラに、聴く者を感動させられるような美しい演奏をすることができるでしょうか？　各々が高い技術をもった演奏家が集まったとしても、指揮者による適切な指示がないと、バラバラの音を奏でるようになり、きっと不快に感じることでしょう。

ここで重要となるのは、指揮者が悪いのではなく、演奏家が悪いのでもなく、指揮者と演奏家のコミュニケーションに障害が生じ、全体の調和がとれないことが問題だということです。

問題解決のためには、指揮者や演奏家に対して注意をするのではなく、命令伝達妨害をしている障壁を取り除けばいいだけなのです。

健康に暮らすために必要な構成要素には、食事、睡眠、運動、姿勢などがあります。

不健康な人は体内の調和がとれていません。その不調和の原因であるコミュニケーション障害（神経伝達妨害）に着目して、この〝コミュ障〟を取り除くことができれば、本来の調和を取り戻し回復していくことでしょう。

本書では、神経伝達に悪影響を及ぼす頸椎のズレを正常に戻すための方法を中心に、血流、うっ血（むくみ）、筋肉緊張、ストレスを同時に軽減できるようなセルフケアをご紹介していきます。

健康維持のために必要なこと

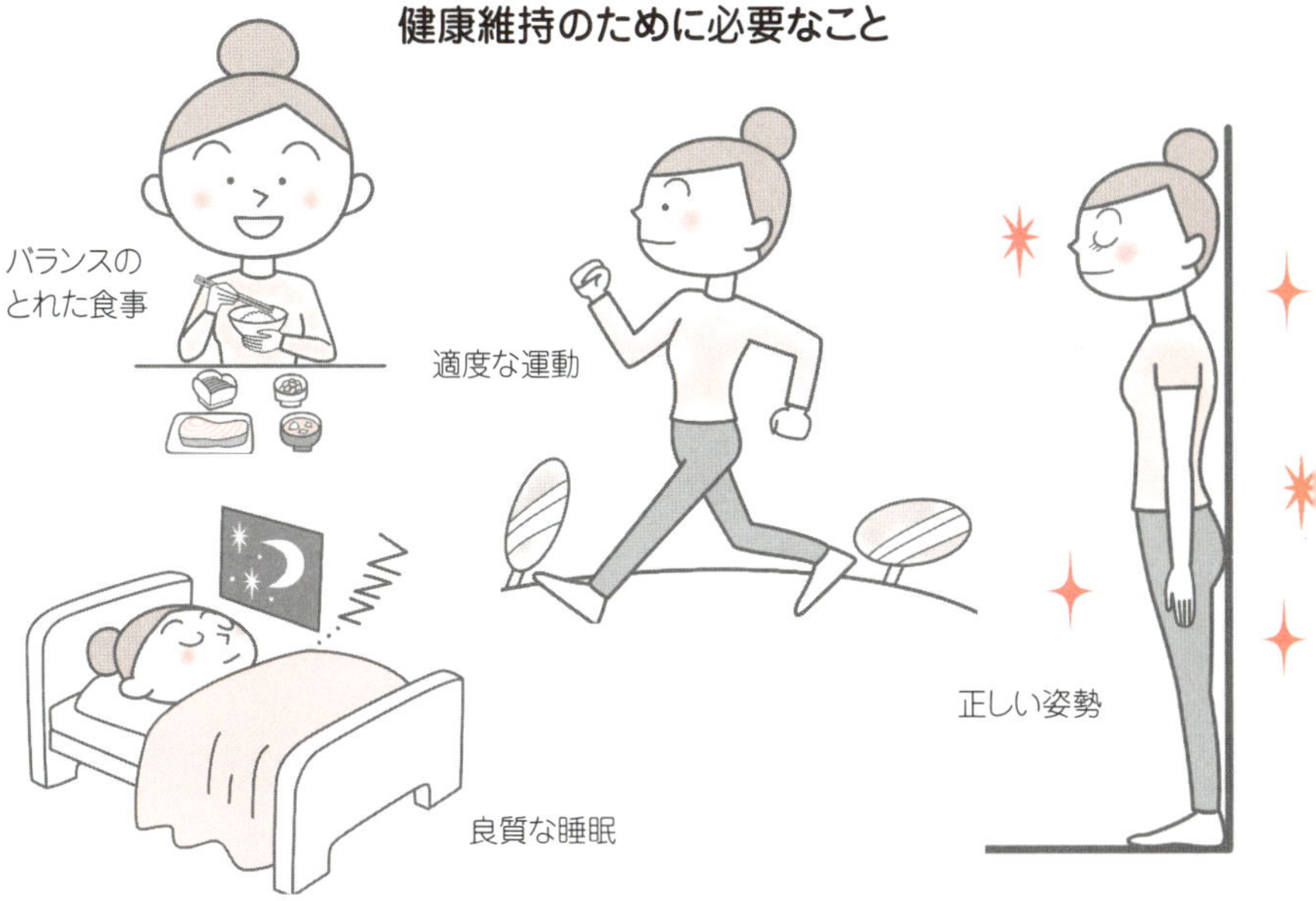

column

気圧に影響を受けるのは耳

お天気が悪くなると体調が悪くなる。台風が来ると体がだるくなる……。そこで、体調不良を訴え検査をしても、数値上の異常は特に見つからないために、これまでは「気のせい」「なまけ病」などといわれていました。

しかし今では、このようにお天気に影響される症状は「気象病」と名づけられ、病院でも「気象病外来」という診療科目ができています。

最新のMRIによる検査では、不調の原因として「内耳のむくみ」が指摘されるようになりました。

標高の高いところに登ったりすると気圧が下がります。そのとき、耳が詰まったような、こもったような感覚になることはよく知られていることでしょう。気圧の変化を一番に感じるのは、「耳」なのですね。

お天気による気圧の変化も当然、耳に悪影響を及ぼしていると考えるべきで、そこで発見されたのが耳の中のむくみでした。対処法として利尿剤を服用することでむくみが引いて、症状が改善することが確認されています。

まだ内耳がむくむ原因までは特定されていないのですが、足のむくみや顔のむくみと同様に循環不全ですから、脳と体を連結させる首の血流障害からも、影響があり得ると考えられます。

体調不良の元となるもの

例えば、思いもよらず交通事故に遭ってしまい、頭に強い衝撃を受けると、脳自体が腫《は》れてしまいます。ひどい場合は頭蓋骨の一部を切り取って、圧力を逃してあげないと、脳自体が圧迫死してしまうこともあります。

もし、みなさんの体の中に「内耳のむくみ」「脳の腫れ」「神経圧迫」などの症状が、たとえ微弱なものだとしても存在したら？　それも常に存在していたら？　体調が悪くなるであろうことは、容易に想像できるのではないでしょうか。

体調不良の原因は、生活習慣や、過去に受けた衝撃によって首（頸椎）がダメージを受けたことによるものと考えられます。

こんな体の不調を抱えていませんか？

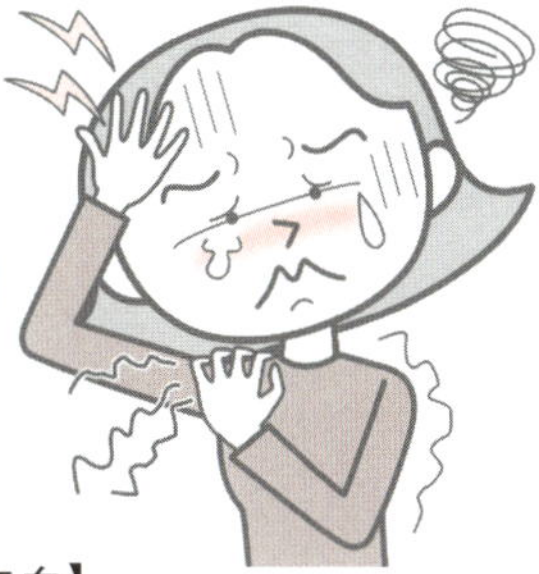

- 頭痛、頭重、頭周辺の辛さなど【頭の血流・神経異常】
- 首痛、肩コリ、腰痛など【肩・腰・筋肉の異常】
- 不眠、のぼせ、ふらつき、手足の冷えなど【自律神経の乱れ】
- 眼の疲れ、ドライアイ、眼のかすみなど【目の充血】

普段、こういうことをしていませんか？

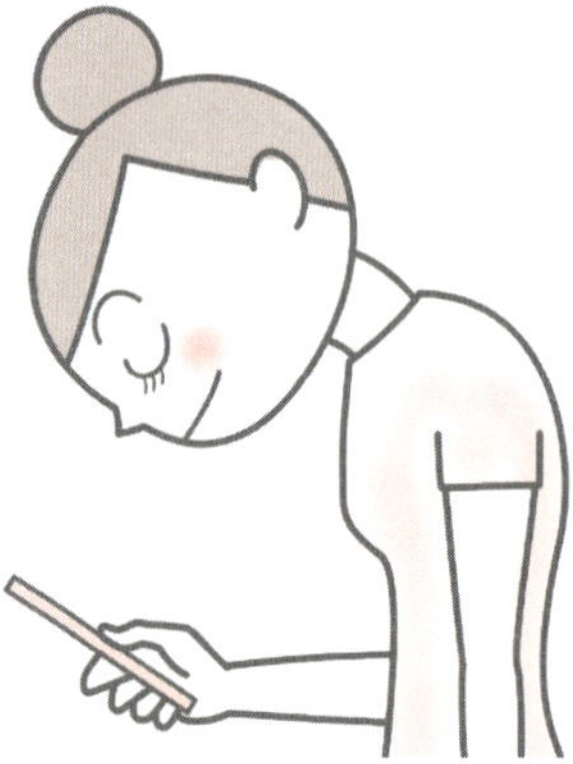

- うつむいた状態で、長時間スマホを見続けている
- ノートパソコンの画面を、のぞき込むように下向きで見ている
- ひじ枕をして、床やソファに寝転ぶ
- 頭を下げて電車で爆睡している

過去に、こういう経験はありませんか？

- 雪道や駅の階段などで、派手に尻もちをついたことがある
- 子どもの頃、ふざけ合いをして、ふいに突き飛ばされたことがある
- 子どもの頃、ドッジボールをしていて、ボールが頭に直撃したことがある
- 車の事故・急ブレーキなどで、むちうち症になったことがある

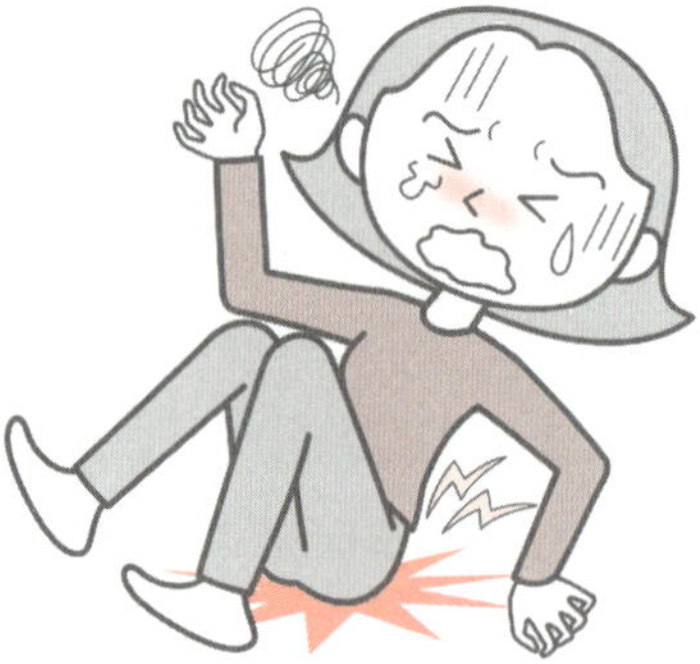

本書で改善が期待できる症状

それでは、どんな症状が改善できるのかをお伝えします。
もちろん、読んだだけでは何も変わりません。みなさんが正しく取り組んでくださることによって改善されます。

私の役目は、正しい取り組み方をお伝えすること。そして、やってみよう！　続けてみよう！　必ず今よりも元気な自分を取り戻そう！と、希望をもって前向きな気持ちで実践していただけるように見通しを提示し、「今より楽になります。さあ、やってみましょう！」と、鼓舞することです。

ただし、次ページに掲載している諸症状の中には、首以外の肉体的・精神的な問題、または外部環境など、さまざまな影響を受けて発症している場合があるので、本書でお伝えしている一側面からの取り組みだけではなかなか治らないこともあります。

また、やり方によっては、さらに症状を悪化させる恐れもありますので、ご自分の体の様子を観察しながら、丁寧に、正確に取り組んでみてください。

改善法は後述します。

改善できる症状

頭痛・偏頭痛	首痛
頭重感	肩コリ
緊張型頭痛	肩甲骨のコリ
後頭神経痛	腰痛
頭が締め付けられるような痛み	歯ぎしり
目の奥の痛み	食いしばり
目の疲れ	口の渇き
目のかすみ	歯茎痛
ドライアイ	耳鳴り
眼精疲労	動悸
目の下がピクピクする	頻脈
頭がボーっとする	手足のしびれ
めまい	体のだるさ
高血圧	鼻づまり
のぼせ	あくびが多い
多汗	気力減退
気力減退	呼吸がしにくい
体のだるさ	息が吸いにくい

首がもつ重要な四つの役割

解剖生理学などにおける正確な理由はわからないとしても、「首は大切だ」という認識をおもちになっている人は多いのではないでしょうか？　首が大切な部位であり、重要な役割を担っているからこそ、むやみに押したり曲げたりするのは危険だといわれたら、素直に納得してしまうことでしょう。

では、首の重要な役割とはなんなのか？　本当に首のもつ重要な役割に障害が出るならば、なんとなく不調ぐらいの症状ではすまずに、当然体には首由来の特徴的な症状があらわれてくるでしょう。理屈っぽいといわれそうですが、ここは理に適った構造と役割についてご理解いただければ、首に対して正しい知識と、正しい改善方法へとつながっていくと思います。

重要な役割①――脳への栄養供給

首には、体の司令塔である脳へ、新鮮な血液を送る血管があります。脳は心臓よりも高い位置にあるので、かなりの圧力をかけなければ脳にまで血液を届けられません。しかも脳はもの

脳の動脈

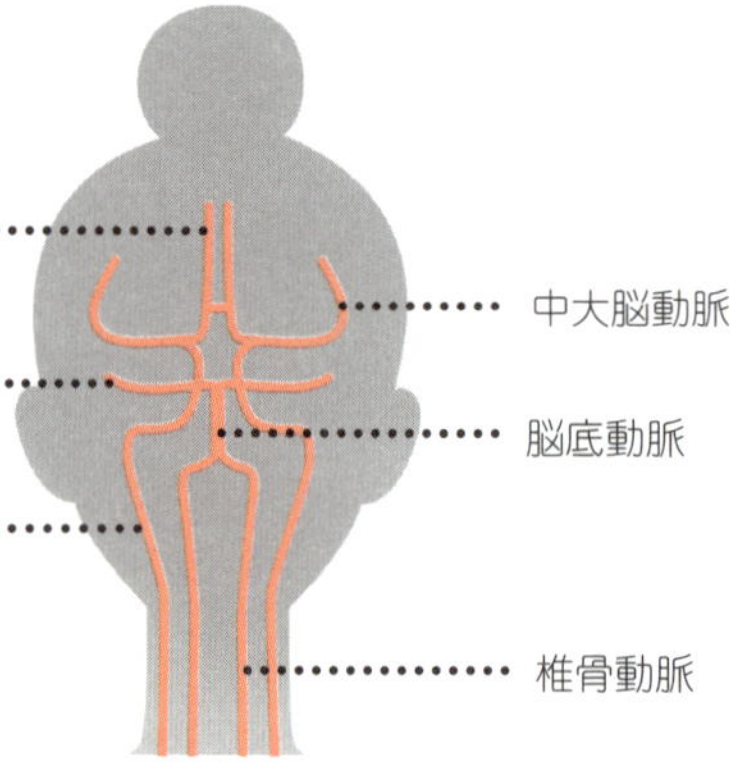
前大脳動脈
中大脳動脈
後大脳動脈
脳底動脈
内頸動脈
椎骨動脈

すごい大食漢で、たくさんの糖分と酸素（エネルギー）を消費します。

そんな脳に血液を届けるために首を通過する動脈は、内頸動脈と椎骨動脈の二種類、左右合わせて四本の太い血管があり、たとえ一本がダメになったとしても、ほかの三本で最低限まかなえる構造になっています。とはいえ、頸椎のズレや曲がりで血管が狭くなり、脳に酸素と栄養を供給している動脈が細くなったり詰まったりすることによって病気を発症します。その一例が脳梗塞です。

また、目の血管は脳の血管から枝分かれしたものなので、脳の血流が悪いと目の疲れや充血、または目の奥の痛みなどが起こります。眼底検査とは目の眼底血管を見て、脳の血管を予想するものです。

重要な役割②——神経の伝達

正常な血管から新鮮な酸素と豊富な栄養をもらった脳は、正常な働きをしてくれています。

脳からの指令

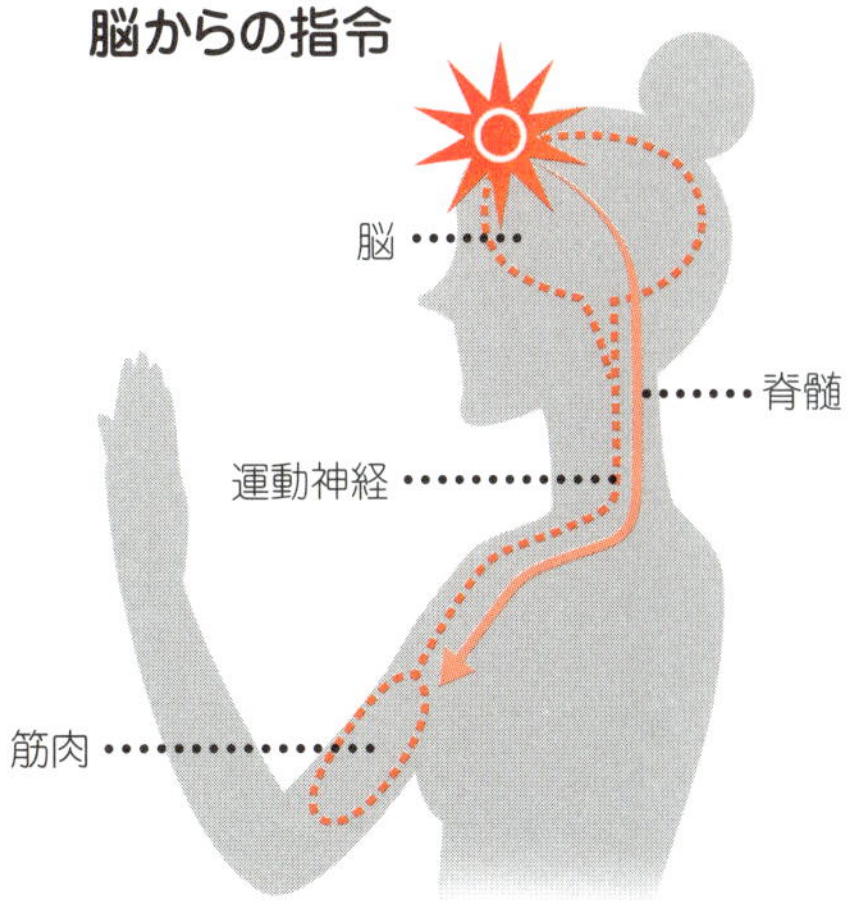

脳は体に張り巡らせた神経からの情報を受け、体内の状況を把握します（フィードバック）。それに対して適切な指令を出し、再びその結果のフィードバックを集めています。

脳でつくられた指令で体が動くのですが、その指令のすべて（頭部以外）が首を通過しなければなりません。

そのため、脳からの指令を伝える神経が圧迫されたり引き伸ばされたりすると、脳に問題があるのではないかと疑うような症状を出すこともあります。

重要な役割③——姿勢の制御

なぜ人間だけ二本足直立歩行ができるのか。この答えに首の本当の重要性が隠されています。

人間はこの首のお陰で、二本足直立歩行が可能になったといっても過言ではありません。

人間の頭は体重の約八パーセントの重さがあるといわれています。体重五〇キロの人の頭の重さは四キロ。体重六〇キロの人は四・八キロ。この頭が少しでも傾いたら完全に重心が崩れます。背中や腰にどれだけの負担がかかるでしょう。こう考えると、人間は重たい頭を一番上にのせてしまっているので、どう見てもバランスの悪い高重心の生き物なのです。

しかし、首にはたくさんの感覚受容器というセンサーが埋め込まれています。ちょっと重心が変わっただけでも瞬時にセンサーが働いてすぐに脳へ異常をフィードバックし、脳は頭が倒れ始めると、反対側の筋肉を収縮させます。そしてすべてのセンサーが良いバランスと判断できる状態で保ってくれているのです。

このような首のセンサーの働きがなかったら、我々の二本足直立歩行は成立しなかったでしょう。この首のセンサーからの情報を集積してバランスをとるのは脳の仕事なのですが、この働きが少しでも崩れ始めると、常に頭が震えるという症状があらわれます。

重要な役割④——頭を動かす

人間は顔の向きを上下左右に動かすことができますが、この動きをつくるのが頸椎の関節です。特に、上を向く、下を向くという動きの多くは、第1頸椎と後頭骨の関節でつくられます。また右を向く、左を向くという回転の動きの多くは、第1頸椎と第2頸椎関節でつくられます。

次に可動範囲が大きいのが第5頸椎の周辺です。頭を左右に傾けるという運動のほとんどは、

頸椎でつくられる首の動き

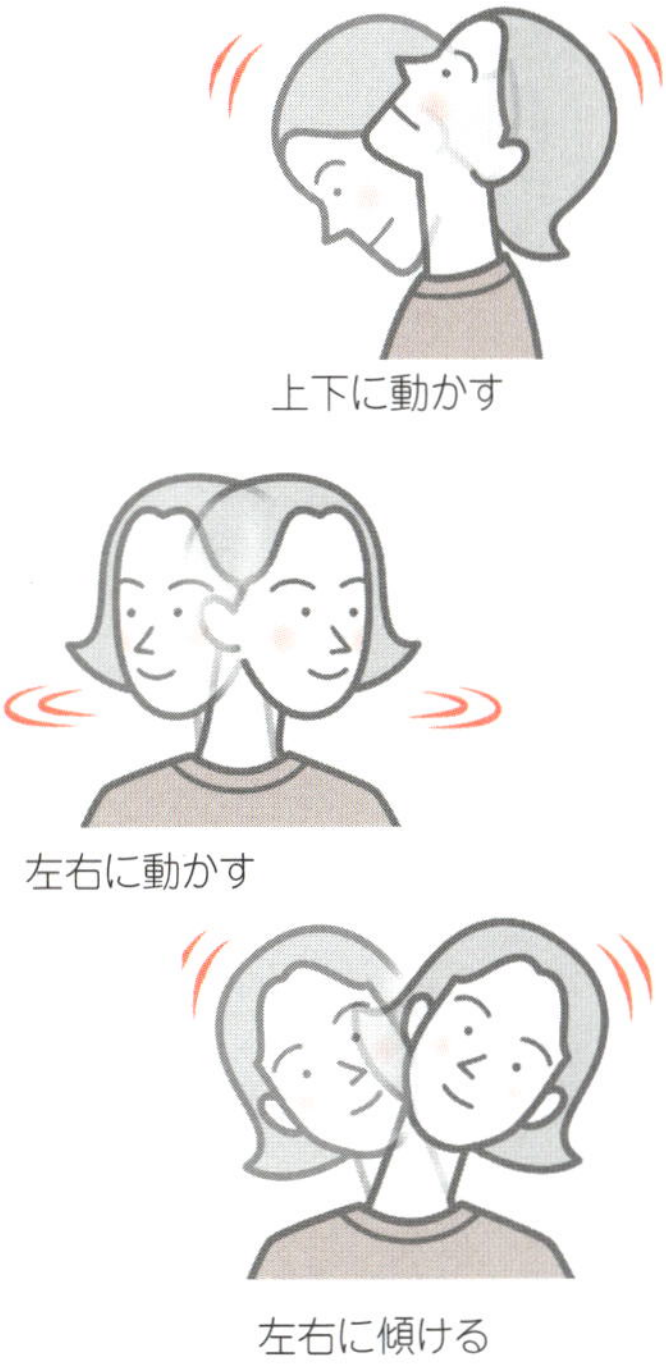

この部位を中心に動いています。**頸椎の骨が変形したり、ズレを起こしたり、骨と骨の間隔が狭くなると、首の可動範囲が狭くなります。**

重要な役割⑤——頭を支える

人間が座ったり、寝そべった状態から立つためには、脳からの命令で筋肉が頭を支えなければなりません。

まず最初に、脳から一番近い首の筋肉が収縮することで頭を支えます。それから背中、そして腰、骨盤へと指令がいきます。単に積み木のように、下の骨盤から骨を積み重ねて頭をのせているのではありません。

赤ちゃんも、成長する順番は脳に近い場所からですね。首が先に座って、やがて骨盤が安定して「おすわり」ができるようになり、それからつかまり立ちができるようになります。

足首回しで、神経伝達状態をセルフチェック

それではここで、首と神経の関係性を、脳から一番離れた足先や足首を使って体感していただきましょう。今回はわかりやすい足首を使います。

神経の働きがどれぐらい首の影響を受けているのか？　そして、現在のあなたの神経系の伝達は正常か？　もし異常であればどのように対処すべきか？

それらを解説したいと思います。

検査スタート

❶まずは、上向きに寝てください。足首を回しやすいように両足がのせられるような台、例えば横長のクッションやバスタオルを丸めたりして、足首が五センチほど浮くようにします。ベッドに寝るのであれば、足首がベッドからはみ出すようにしましょう。

❷その状態で、まず右足首をクルクルと内回しをしてみてください。一〇秒ほど回したら、はい、止めて！　次に外回しをしてください。同じように一〇秒ほど回したら、はい、止めて！

❸今度は、左足首を内回し、外回し、それぞれ一〇秒ずつ回して、ストップしてください。

さて、右足首と左足首、どちらが回しやすかったでしょうか？　キレイな円を描けない、カクカク動く、スムーズに回らない、どれも少しの違いかもしれませんが、感じとってみてください。

左足首が回りにくい人は左足首、右足首が回りにくい人は右足首というふうに、回しにくいほうの足首で検査を続けます。

それでは左足首が回しにくかったと想定して続けます。右足首が回しにくかった人は、右足首で検査をしてください。

セルフチェック①

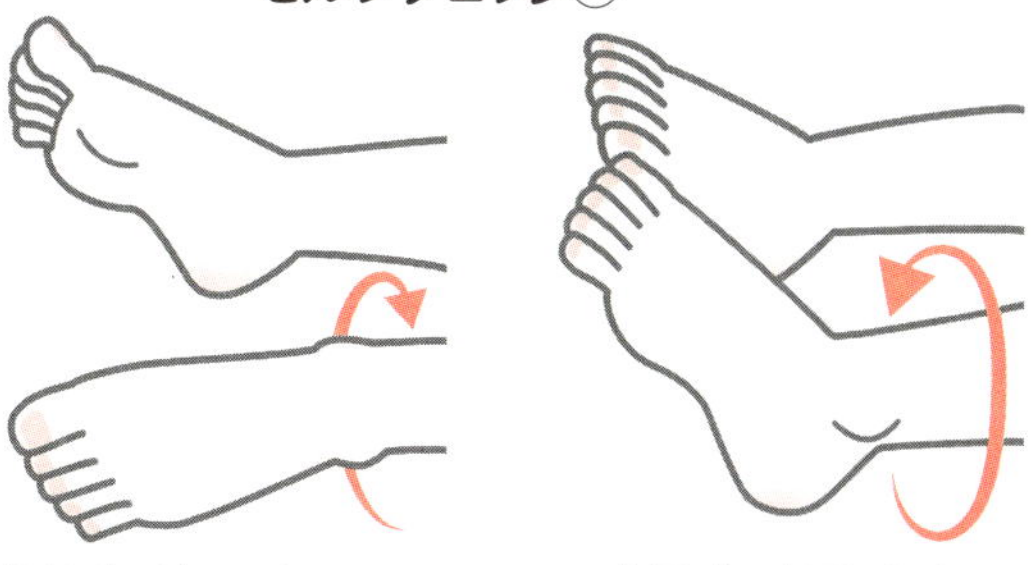

片足ずつ内回しをする　　片足ずつ外回しをする

❹右の頭蓋骨の下端にある乳様《にゅうよう》突起の下、そこが上部頸椎です。その部分を右指で深く押しながら頭を右に倒します。この状態で、先ほど回しにくかったほうの左足首をもう一度回してみてください（乳様突起の位置と、セルフチェックの図解は次ページ参照）。

回り方に変化が出ませんか？　カクカクしない。スムーズに回る。もしくは、よりカクカク

セルフチェック②

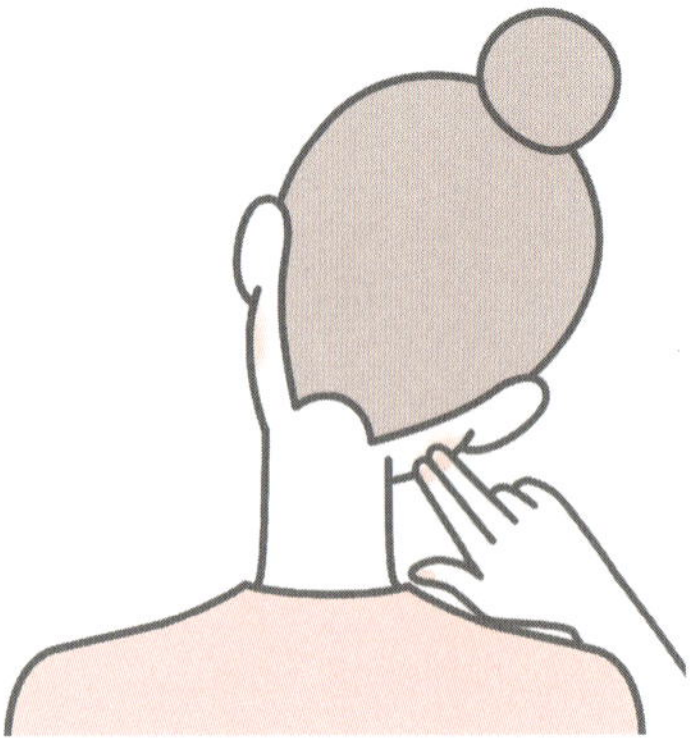

頭を右に傾けて、左足首を回す

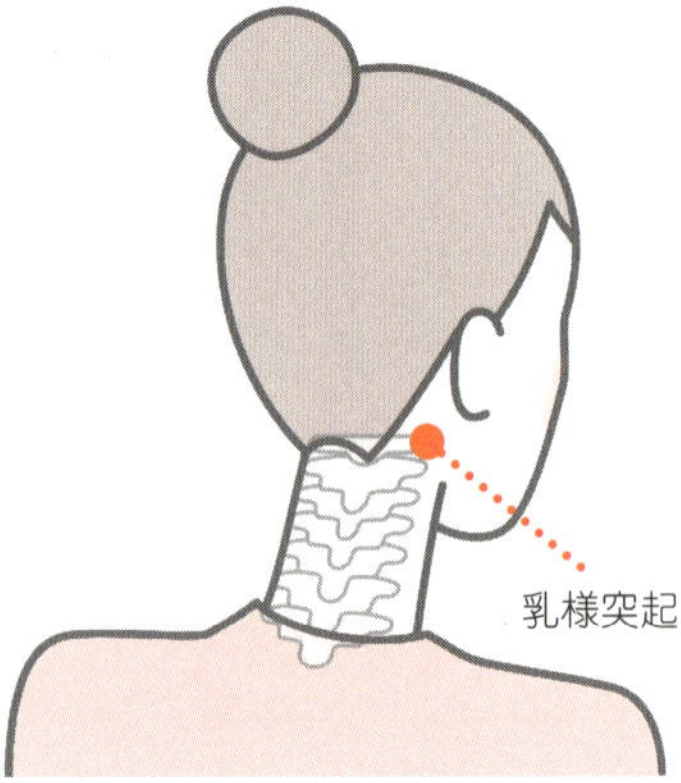

して回しにくいなどということはありませんか。

❺今度は左手で、左の乳様突起の下、上部頸椎のあたりを強く押しながら頭を左に傾けます。この状態でまた左足首を回してみてください。

いかがでしょうか？　回しやすくなりましたか？　回しにくくなりましたか？

検査結果の解説

足首が回りにくいのは、過去の捻挫《ねんざ》などの後遺症で足首自体が固くなっているせいと思いがちですが、この検査はそのような視点をくつがえすものです。

「足首を回す！」「止める！」――これは脳からの命令です。脳の命令によって、足首は意のままに回ったり止まったりしたのですが、首を押しながら傾けて頸椎の神経の圧迫を少しでも改善すると、古キズで回らないと思っていた足首が回りやすくなります。体の働きが正常化するのですね。

でもここでご理解いただきたいのは、「足首を回す!」、そして「止める!」というのは脳からの意図的な命令です。意識して足首を回し、意識して足首の回転を止めたのです。

しかし、脳からの命令の大半は無意識の命令なのです。特に直立二本足での姿勢バランス維持などは、完全に無意識下で行われています。当然、内臓のコントロールも無意識下です。

頸椎になんらかの問題があれば、無意識下で常に脳から全身に向けて発せられている命令も、「足首を回せ」という命令と同じように阻害されている可能性が高いのです。

みなさんも「胃腸の働きが悪い」、「胃腸が弱い」というときに、胃腸だけが悪いと思いこんでいませんか? 足首がうまく回せないのは足首が悪いからという理由だけではありません。頸椎の問題によって、あらゆる働きが、機能低下・機能亢進=脳のコントロール不全を起こしている可能性があるかもしれないのです。

首を押しながら傾けると、足首が回しやすくなる側に頸椎の問題が発生しています。79ページでご紹介する改善法「首押しメソッド」では、この良くなる側を重点的に行いましょう。ご自分の状況が把握できると、改善も目前となります。

首はなぜズレたり、ゆがんだりしやすいのか?

もともと頸椎はズレやすいのですが、ズレてしまう理由は、重たい頭がのっているからです。

加えて、背骨の中でも頸椎は比較的小さな骨でありながら、一番の可動性を確保しています。骨が小さければ小さいほどほかの骨との接合面積が狭くなりますので、どうしてもズレやすくなります。ガッチリと接合させずに、小さくて浅い関節であるがゆえに、大きな可動範囲が確保できるのです。

背骨は、首である「頸椎」、肋骨がついている「胸椎《きょうつい》」、そして腰の部分の「腰椎《ようつい》」の三つのパートに大別されています。

頸椎は前湾し、胸椎は後湾、そして腰椎は前湾というS字カーブを描いていて、この三つパートの中で一番可動域が大きいのが頸椎です。

では、実際に首の可動域を実感してみてください。

背骨のしくみ

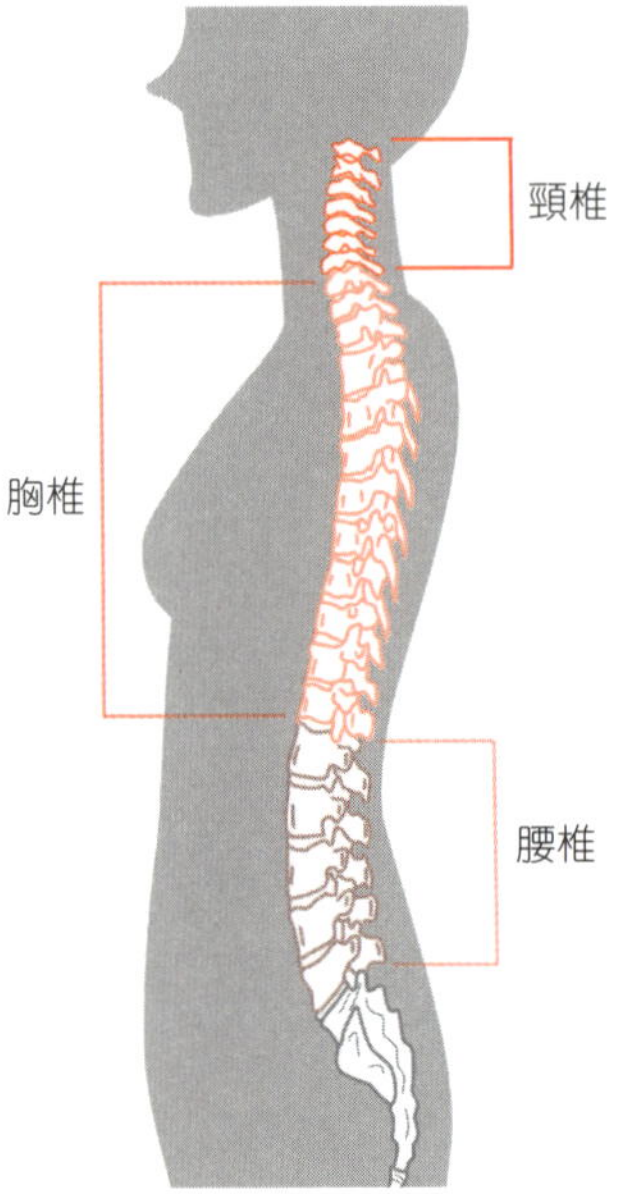

あなたの首の可動域を知りましょう！

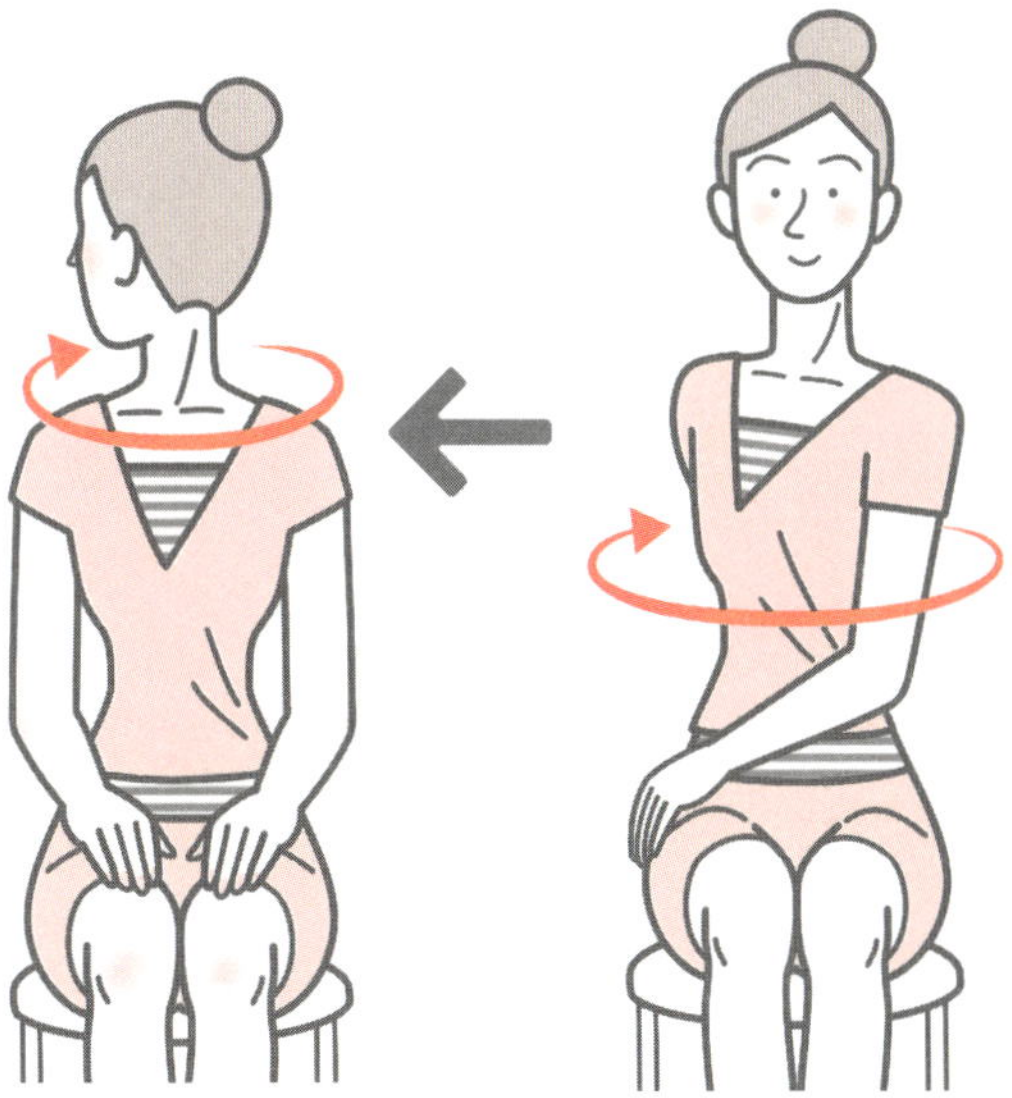

上体をひねって後ろを見る
首だけひねる

首の可動域実感テスト

❶まずイスに座ってから、腰をひねって上半身を後ろ向きにします（注・首を痛めていない人に限ります。また、痛めないように無理せずゆっくり実施してください）。このとき、首はひねりません。

❷次に、腰はひねらず、肩の位置を変えないで首だけひねって後ろに振り向いてください。首の動きが大きいことがわかりますね。

ポイント1　立位で上体を体ごとひねるときは、下半身も上半身につられて動くので、腰椎はあまり動いていません。股関節と骨盤が動いています。

ポイント2　この首の可動域が、これから紹介する「首押し」によって拡大しますので、首をひねったときに何が見えるか、どこが引っかかるかを、メモしておいてください。

頸椎は動きやすいからこそズレも出やすい。腰の部分のように上下の骨同士が大きな骨の関節でしっかりと連結すると、可動範囲も狭くなりますが、ズレが出にくくなります。

ただし、この上下の関節をつくる骨にヒビが入ってしまったり、欠けてしまったりすると、腰椎分離症という診断名になり、その名の通り骨同士が分離してしまい、「すべり症」（正確には腰椎分離すべり症）というズレに進展してしまいます。

頸椎はもともとが分離症というか、関節の可動範囲が広くつくられているので、比較的容易にズレてしまいます。

例えば、首や頭を打ったわけではなくても、転んだとか、何かにぶつかったとか、腰やお尻や肩など、首から遠い部位で受けた強い衝撃によってもズレてしまったり、悪い姿勢の継続で習慣的にだんだんとズレていったりします。日常生活の中で気にもとめない些細なことで、頸椎はズレてしまうのです。

それにしても、頸椎がそんなにズレやすいものならば、なぜ健康診断などのレントゲン検査で発見されないのか？という疑問がわき起こるのではないでしょうか。

上部頸椎を撮影する場合、開口像といって、口を開いて写さなければなりません。口を大きく開いて頸椎のレントゲン撮影をしたことがある人は果たしているでしょうか？　限られた病院でしか撮影をしてもらえません。

次に動きやすいのが第5頸椎です。中心から一五度ぐらいの小さな動きは上部頸椎でつくっていますが、それ以上の大きな動きは第5頸椎を支点に動きます。

頸椎のレントゲン検査で、整形外科医から「下から2番目と3番目の骨が潰れていて、骨の間が狭い」といわれる人が多くいますが、この下から3番目とは第5頸椎を指し、この状態に陥ると、うがいをしたり、目薬をさすために顔を上に向けるのも辛く、また左右の首の可動域も狭くなっているはずです。

そのため、頸椎のズレに対する改善法は、上部頸椎と第5頸椎をターゲットに行う必要があるといえるのです。そして、さらにたった一つの頸椎がズレることで、頸椎全体がゆがみ、頭は傾き、背骨全体がゆがみ、骨盤のゆがみも発生します。

体の中心にある背骨という柱がゆがむのですから、肩の左右の高さも違ってくるでしょうし、脚の長さも左右で差が出ます。こうして全身にゆがみが出てくるのです。

首は優れた免震装置

過去に首にダメージを受けた記憶がなかったとしても、転んだり、歩行中に他人とぶつかった、車に乗っていたときに事故に遭った、電車に乗っていて強い急ブレーキがかかったなどという経験をしたことはありませんか。

そんなときは、強い衝撃波が体中に広がっているのですが、人はなぜ、これらを問題視せずに覚えていないのでしょうか。

例えば、ドスンと尻もちをついたとしましょう。それが、本来は脳震盪《しんとう》を起こしてしまうほどの衝撃であったとしても、頸椎がしなやかに曲がったり、少しズレることによって、脳への衝撃エネルギーを吸収してくれるのです。そのため、大したことではないと自覚してしまい、忘れさられます。

家やビル、マンションなどの建物を例にとると、この衝撃吸収の役目をするのが「免震構造」だといえます。

地震対策として施されている「耐震構造」は、地震の揺れで建物が倒壊しないように、鉄筋の本数や梁《はり》の太さなどで頑強な造りにするものです。

一方の免震構造とは、建物と地盤の間に免震装置を設置し、地盤と切り離すことで建物に地震の揺れを直接伝えない構造になっています。地面からやや浮かせていることによって、地震の揺れを吸収する、しなやかな構造となっています。

ただし、免震装置で吸収できる揺れ幅をオーバーするような、想定外の地震の規模だと、免震装置自体が壊れてしまいビルが傾いてしまうことがあるのですが……。

同じように、頸椎も少しの衝撃であれば、上手に吸収してくれるのですが、強い衝撃を受けたときには、大きなズレ（亜脱臼）が発生してしまうのです。

第1頸椎が頭蓋骨をがっちりと固定するようにつながっていないため、可動域が広い反面、ズレが出やすいという構造になっています。

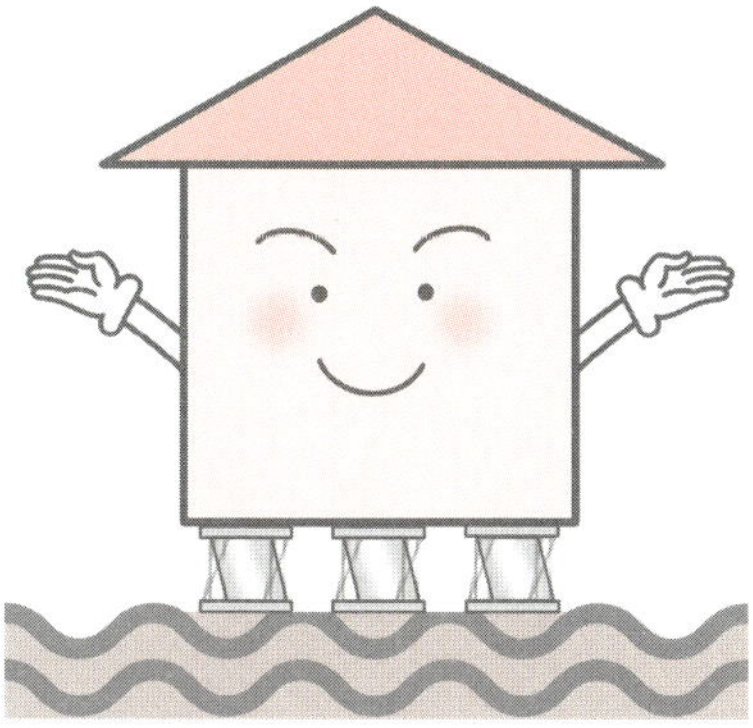

免震装置が揺れを吸収してくれる

カイロプラクティックとは?

一八九五年にアメリカのD・D・パーマーによって発見された手技療法で、薬や器具を一切使わず、手によってのみ施術をすることから、ギリシャ語のカイロ（手）とプラクティス（技法）を合わせて、カイロプラクティックという名前になりました。

「出っ張っていた背骨の一つを押し込んだら、長年の病気（難聴）が治った」という、なんだか「偶然の出来事」のような発見が発端となったのですが、ほかの人々にも背骨の出っ張りを検査し、手で押し戻すという作業を実践していくうちに、偶然とは思えない改善例が続出し、徐々にさまざまな不調の改善へと導くことができる技術に発展していきました。

二代目のB・J・パーマーの時代になると、当時発明されたばかりのレントゲン撮影や筋電図検査なども取り入れて、健康を阻害する要因とその解除方法を、科学的に立証していきました。

そんなカイロプラクティックの理論の根底には、「脳が体をコントロールしているのだから」という大前提があります。

これは医学的にも認められている事実で、世界的に最も権威のある医学書『グレイズ・アナトミー』にも「神経系はすべての細胞をコントロールしている」という表記があります。脳でつくられた命令が電気的な信号となり、神経という伝達線を伝わって全身に送られるのです。

さて、ここからがカイロプラクティックの見解です。

背骨のゆがみやズレによって、神経のコードが圧迫されたり引き伸ばされたりすると、脳からの命令伝達が妨害され、制御不能になり、体には正常ではない生命活動が同時多発的にあらわれます。

これが、みなさんが自覚する不調という状態であり、体の正常な働きである自己治癒能力すらも低下させる原因になるのです。

ならば、この**背骨のズレやゆがみを取り除くことで、もとの状態に戻ることができる**といえるのです。

ゆがみやズレがあらわれる箇所

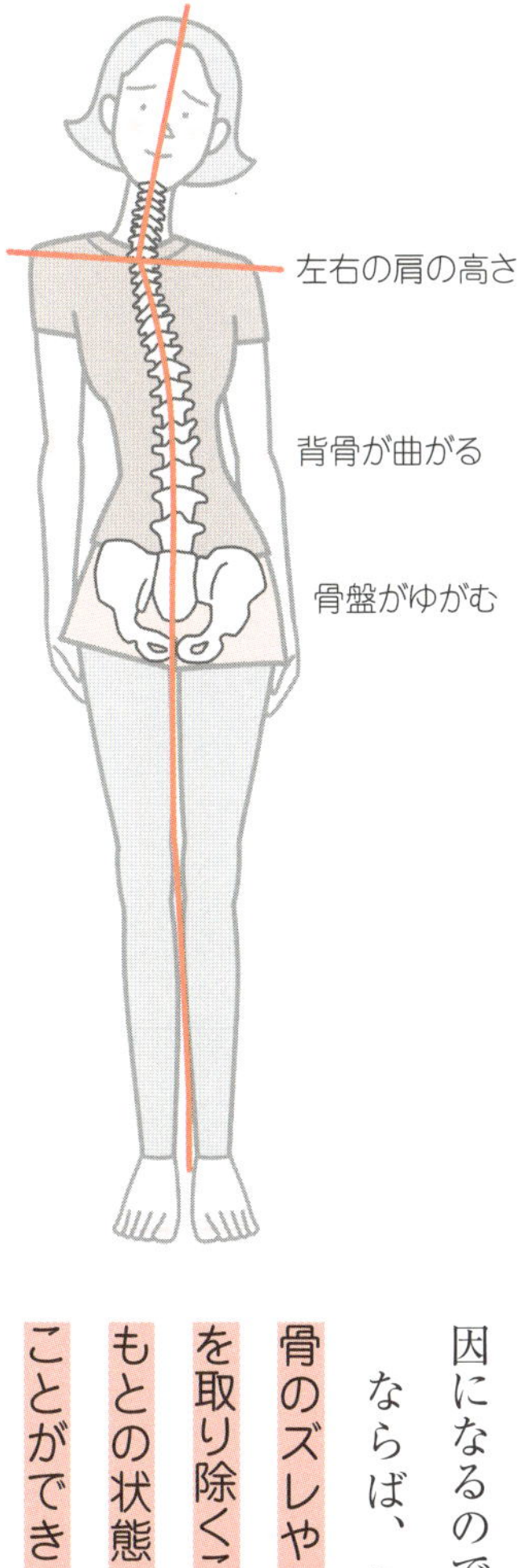
重心がずれる
左右の肩の高さ
背骨が曲がる
骨盤がゆがむ

なぜカイロプラティックは背骨に注目するのか？

神経に対しての圧迫が起こると、神経伝達のスピードや量が低下します。アメリカの大学の研究では、「約二・三gの圧力が神経にかかった場合、その神経機能は最大四〇％低下する」と実証されました。二・三gとは、一〇円玉の半分の重さです。

また別の実験において、「坐骨神経と、迷走神経に圧力を加え、軸索原形質輸送への悪影響を検証したところ、神経への圧迫を二時間行った場合、神経機能が回復するのに二四時間を要し、圧迫時間が長ければ長いほど、回復するまでの時間も長くなった」という学会発表がありました。

さらに「神経への圧迫が神経細胞内のイオンバランスを崩すことも確認された」と発表されました。

このようなアメリカのカイロプラティック学会の研究発表にあるように、神経が圧迫されると神経機能が低下します。要するに、神経が圧迫されると命令が届かなくなり、脳のコントロールがきかなくなるため、不調が起こり、自己治癒能力が低下した状態となるのです。

それでは神経の圧迫はどこで起こるのでしょうか？

脳は頭蓋骨に守られています。不幸にも、頭を強くぶつけて頭蓋骨の陥没など大きなダメージを受けると、脳は圧迫されて、ひどい障害が発生します。

外部から受ける衝撃だけではなく、脳内にできたがん細胞（脳腫瘍）が大きくなっていき脳細胞を圧迫したり、動脈瘤が大きくなって脳内の神経を圧迫したりという問題が発生しているケースもあります。これらの場合は、体に麻痺《まひ》や痙攣《けいれん》などの重篤な症状が発生することが多くあります。

このように脳が圧迫されると体は異常をきたします。

そんなケースとは異なり、脳の状態は正常なのに、体の末端まで命令が到達する間のどこかに神経圧迫が起こるとすると、「それは中枢神経に一番近い場所にあるもの。本来は脳や脊髄を守るべき背骨に問題があるのではないか？」と考えるのは、医学的にも必然的なことだと思われます。

上部頸椎メインの施術の必要性

脊髄について簡単に説明します。

脳から出てくる神経が太い束状にまとまったものが脊髄です。人間の体を動かすさまざまな指示は、脳からこの脊髄を伝わって全身に伝わります。脳から下方へ伸びている脊髄が圧迫されたり切断されたりすると、重篤な症状をもたらします。

この大切な脊髄を守るために、背骨はトンネルのような構造になっているのですが、これを脊柱管といいます。脊柱管の中に、脳脊髄液という水を満たして脊髄を浮かしています。ちなみに背骨とは、正確には脊柱と呼ばれます。

脊髄は、脳と同様に中枢神経なので、損傷すると、再生することができません。

例えば、激しい事故により腰椎を骨折し、脊髄を損傷すると下半身不随になるケースがあります。

でも、体の各部に向かう末梢神経は脊髄からどんどん枝分かれしていき、腰椎部分では骨盤内の内臓器（膀胱や生殖器など）と、下肢（足）にいく神経だけが残っています。すでに手に行く神経などは首で枝分かれしています。そのため、腰椎で脊髄を損傷させても、手が麻痺するようなことはありません。

しかし、特に背骨の一番上である上部頸椎は、体に向かう神経のほぼすべてが通過する部位なので、上部頸椎に問題が発生すると、全身に悪影響を及ぼすことになります。より脳に近い首を骨折し、頸椎損傷を起こした場合は全身不随になってしまうのです。

そのような構造で、非常に重要な部位なため、上部頸椎に少しでも異常があれば、最初に治療するべきだと考えます。

脊髄の損傷箇所による体が受けるダメージ

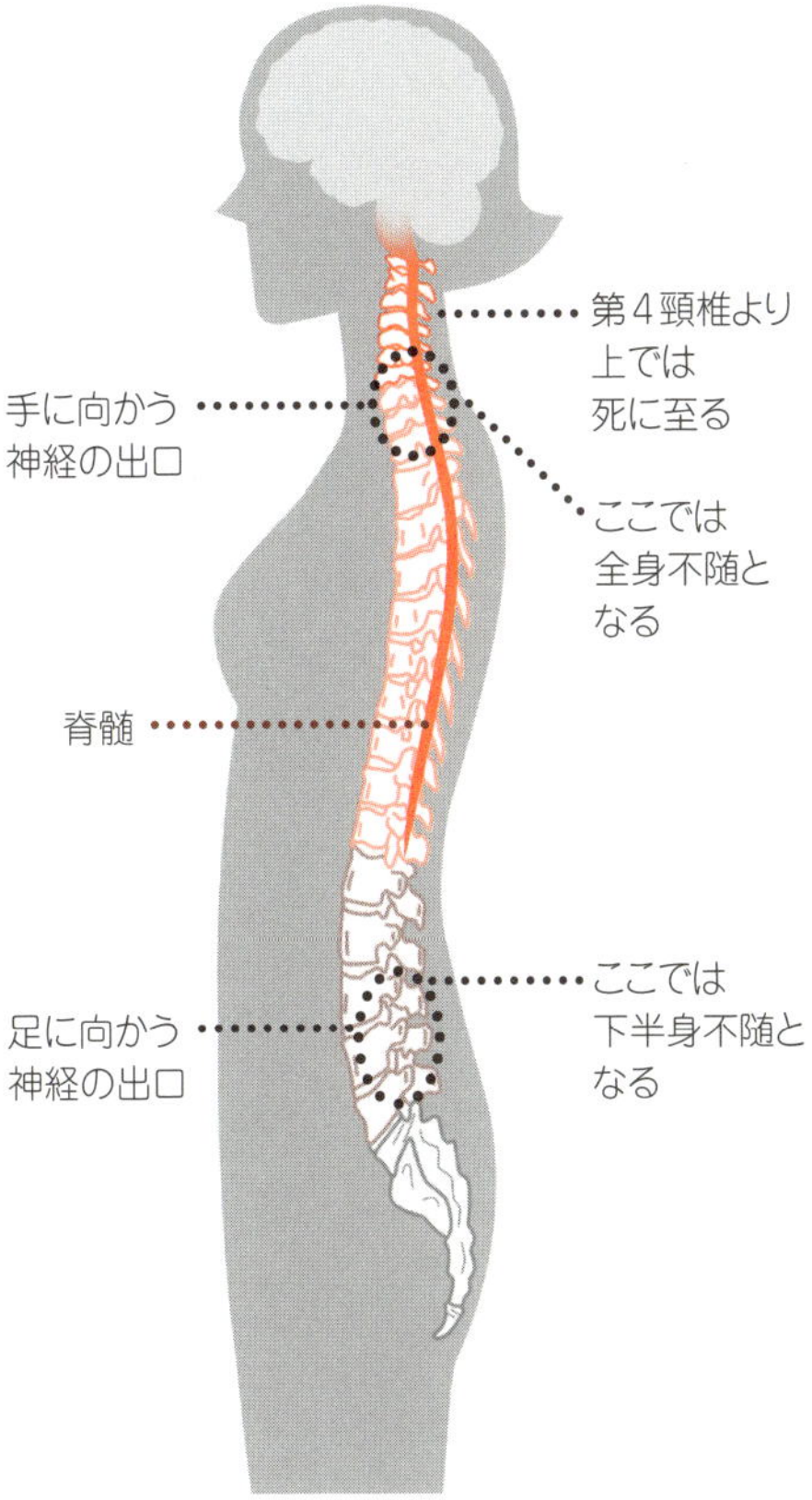
第４頸椎より上では死に至る
手に向かう神経の出口
ここでは全身不随となる
脊髄
足に向かう神経の出口
ここでは下半身不随となる

自律神経の中枢・脳幹と第1頸椎のアジャストメントで体調が改善

上部頸椎の役割は頭蓋骨を下から支えることです。頭蓋骨の底面にある大きな穴は大後頭孔《だいこうとうこう》と呼ばれ、脊髄の出口なのですが、脳の下部も少し顔をのぞかせる程度に出てきています。

この脳の一番下の部分は脳幹と呼ばれる自律神経の中枢で、特に脊髄のすぐ上にある延髄は呼吸中枢、そのすぐ上には体温調節機能の中枢があります。

第1頸椎は脳幹を真下から頭蓋骨ごと支えているので、上部頸椎のズレは脳幹に対して悪影響を与えると考えられていますし、実際に第1頸椎のアジャストメントによって、体が温まった（温度調整機能）、息が吸える、お腹がスッとした（胃腸のぜん動運動）、血圧が下がったなどの変化があらわれることが多々あります。

脳の構造

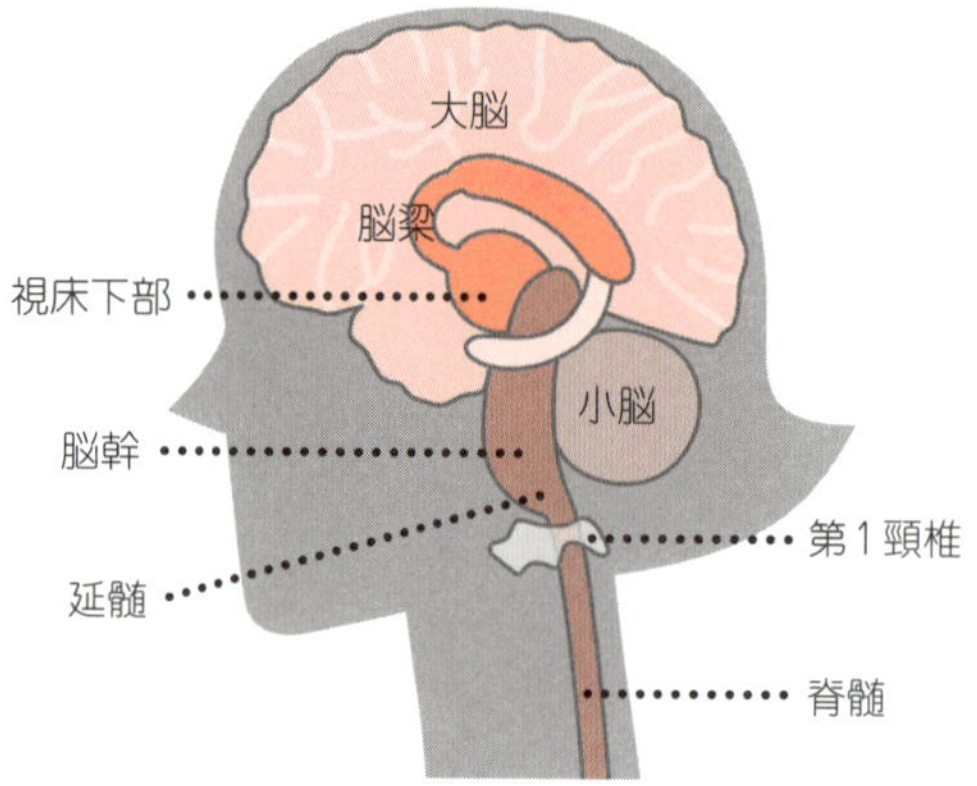

Part 2
ストレートネックを改善して、自律神経を整える

首を痛めたためにあらわれた不快な症状

頸椎が正常な状態ではなくなると、さまざまな不快な症状に悩まされることになります。まずはその実例を二つほどご紹介します。

ある二〇代の女性が、オフィスで書類を取るために書類棚の扉を開けると、棚の上に積んであったダンボール箱が頭の上に落下してきました。書類やカタログが詰め込んであったダンボール箱なので、相当な重さです。

彼女は、想定していなかった頭上からの落下物に潰されるように床に倒れました。意識はあるものの、明らかに首に痛みを感じ、首にダメージを受けたと思いました。

立ち上がろうとしても足に力が入らずフラフラして、手にも力が入らず、吐き気やめまいがし、「もしや脳内出血をしたのでは？」と心配になりましたが、「首を動かしちゃダメだ！　すぐに救急車を！」という男性社員の指示の下、救急搬送で脳神経外科に運ばれ、すぐさま脳のCT検査などを受けました。

幸い脳には異常がなく、首の「ムチウチ」という診断を受けました。

翌日からは首全体、首というよりも頭から背中までパンパンに張ってしまい、首が右にも左にも上下にも動かせない状態になりました。

そこから彼女の辛くて長い〝治療難民〟生活が始まりました。

不慮の事故によりあらわれた諸症状

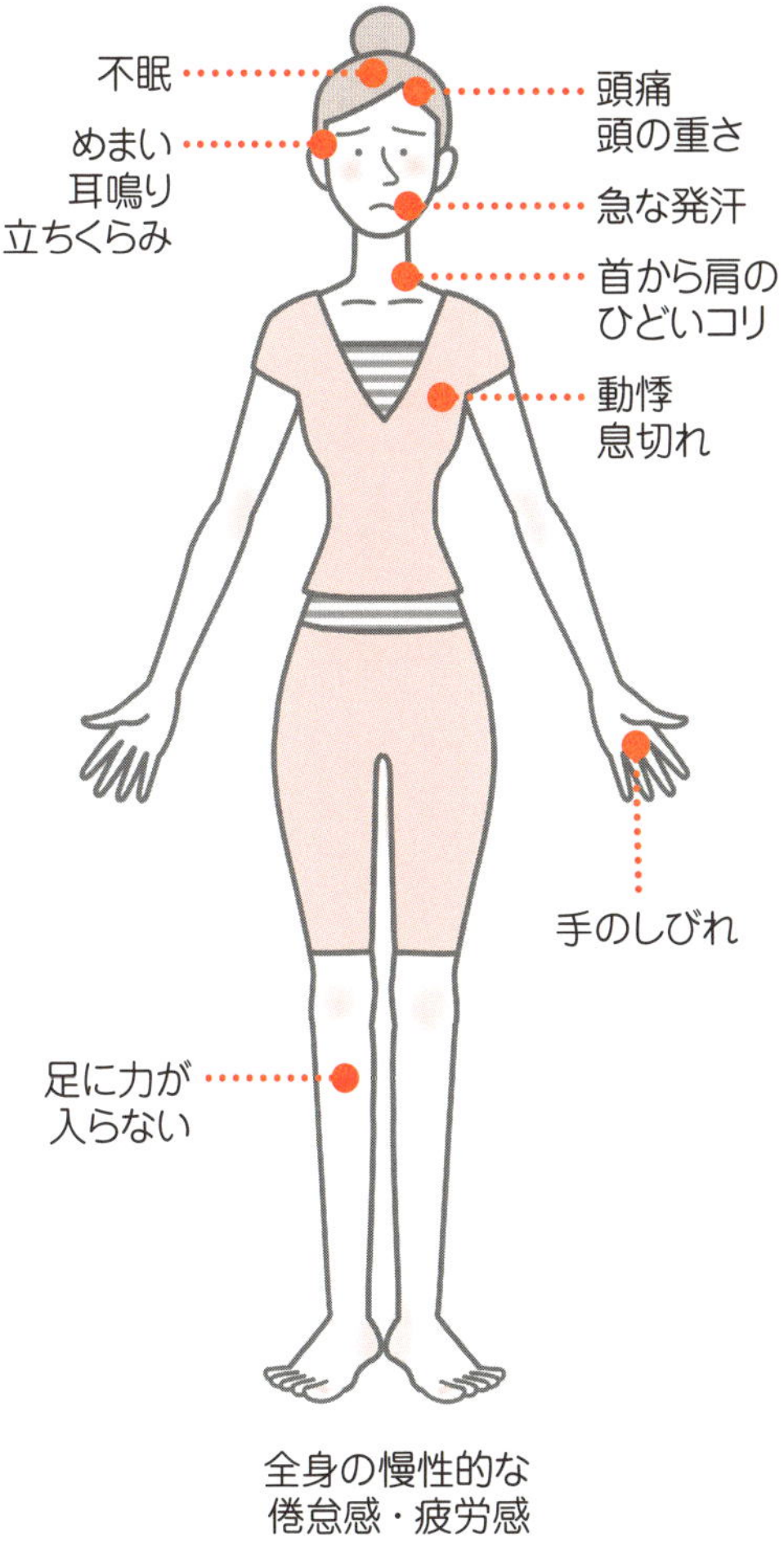
不眠
頭痛
頭の重さ
めまい
耳鳴り
立ちくらみ
急な発汗
首から肩の
ひどいコリ
動悸
息切れ
手のしびれ
足に力が
入らない
全身の慢性的な
倦怠感・疲労感

この女性の主な症状は、さまざまにわたっていて、日常生活にかなりの支障をきたしていました。

そしてある日、知人に紹介されて、彼女は当院の扉を開いたのです。

この女性の治療には、多くの時間と治療の回数が必要でした。

当初、彼女は、首を軽く触られるだけでも痛みがあるため、治療中も怖くて体の力を抜けません。そのため、硬い筋肉に邪魔をされ、ごく弱い刺激で首にアプローチする程度の施術しかできませんでした。

これまでもほかの病院や治療院などで、いろいろな治療を受けていました。にもかかわらず、全く改善の兆しが見えなかったので、「どうせ今回も治らないだろう」という意識もあったようです。

ただ、今回は、彼女に当院を勧めてくれた紹介者様からの強い後押しがありました。

その方から、「一回の施術ではあまり変わらないでしょうけれど、もう一回受けてみたらどう？」といわれ、彼女は「じゃあ、あともう一回受けてみることにする」ということを繰り返しました。

すると徐々に効果があらわれたので、安心して治療を受けられるようになり、そこから見違えるように改善していったのでした。

ダンボールの落下事故以前の彼女は、肩コリも首に痛みを感じることもなく、ダンスや運動をして健康的に過ごしていたのに、頸椎を痛めたことによって、たくさんの不快な症状があらわれました。

症状だけで見ると、あたかも更年期障害のようなので、ある整体院では「ホルモンバランスが崩れている」という話をされたこともあるそうです。また、整形外科では、自律神経失調症という診断がくだされたり、頸椎の自然なカーブが失われている「ストレートネック」が原因ともいわれたそうです。

このように首（頸椎）を痛めたことによって、こんなにもいろいろな症状が出てくることに、驚かれたのではないでしょうか。

日本人に激増するストレートネックについて説明をする前に、もう一つの症例をご紹介しましょう。

小学校二年生で、ひどい肩コリと頭痛が続くその原因

毎日朝から頭痛がするという小学二年生の女の子。肩コリもひどくて、学校に行くのが辛いという状態です。

脳外科でＣＴ検査を受けても脳に異常所見がなく、この時点で「命に影響を与えるような症状、問題ではない」という認識が、お医者さん達の診断基準に適応されます。ですから、整形外科でも「子どもさんの痛みですから、大きくなれば治りますよ」といわれたとのことです。

整体やマッサージ、鍼などの治療を受けると、一時的には楽になるのですが、それも二日ほど経つと、また痛みがぶり返して苦しみ出します。

余談ですが、実は小学生で肩コリの激しい子どもさんがたくさんいらっしゃいます。そして、お母さんによると、どこに治療に行っても、「お子さんの痛みなので、運動をもっと一生懸命していれば、そのうち放って置いても治っていくでしょう。外で遊ばせたほうがいいですよ」などというアドバイスを受けることが多いということでした。

話を戻します。小学二年のお子さんは、ある意味では不幸中の幸いとなった、右腕の骨を折るという経験がありました。四～五歳のときに、縁側から落下してしまったそうです。

このお母さんの賢明なところは、「あの縁側から落ちたときに、娘は腕を骨折しただけではなく、もしかしたら頭を強く打ったのかもしれない。脳に異常がないのであれば、首の骨がズレてしまったのではないか？」と思い至り、首についての情報を得るためにインターネットで検索をしたといいます。そして二人で当院に訪れたのでした。

結果から申し上げると、第1頸椎の調整によってあっという間に症状が改善しました。四年近く悩まされていた頭痛が消えたのです。

この事例のように、小学校低学年から肩コリや頭痛に悩まされているお子さんたちがいるのですが、「きっかけは？」と聞いても、小さな事故やケガ程度では、本人や両親の記憶に残っていないことがあります。しかし、よくよく思い出してみると、実は高いところから落ちたり、激しく転んだりして、頭を強くぶつけたという経験をしていることが多いことも覚えておいてください。

頸椎の生理的前湾が消失したストレートネック

運悪く重い段ボールが落下したことで、首を痛めた女性が受診した整形外科で、不調の原因は「ストレートネック」といわれたことを前述しました。首を痛めたことによっても、ストレートネックによっても、肩コリ、頭痛、吐き気など同様の症状があらわれるのは、どちらも頸椎が正常な状態ではないことが原因なので、当然のことといえるでしょう。

現代病、生活習慣病ともいえるストレートネックについて説明していきます。

背骨は二四個の小さな骨できています。前述しましたが、上から七個の骨が頸椎、肋骨がついている部分は胸椎と分類されます。肋骨の本数は片側一二本ですから、胸椎は一二個。その下にある五個の骨からなるのが腰椎です（32ページ参照）。

背骨全体の形状は、胸椎の部分は後ろ側に丸みをもっていて、頸椎と腰椎はその反対に前側に反るようになっています。生理的に正常な背骨は、横から見ると、頸椎、胸椎、腰椎は、それぞれ前方、後方、前方というカーブを描いています。

しかし、近年、頸椎の生理的な前湾カーブがほとんどなくなってしまった人（特に女性）が多くいらっしゃいます。いわゆる真っすぐ首、ストレートネックです。

女性にストレートネックが多い理由は、ズバリ、「反《そ》り腰」の人が多いのが原因です。

正常な頸椎のカーブとストレートネック

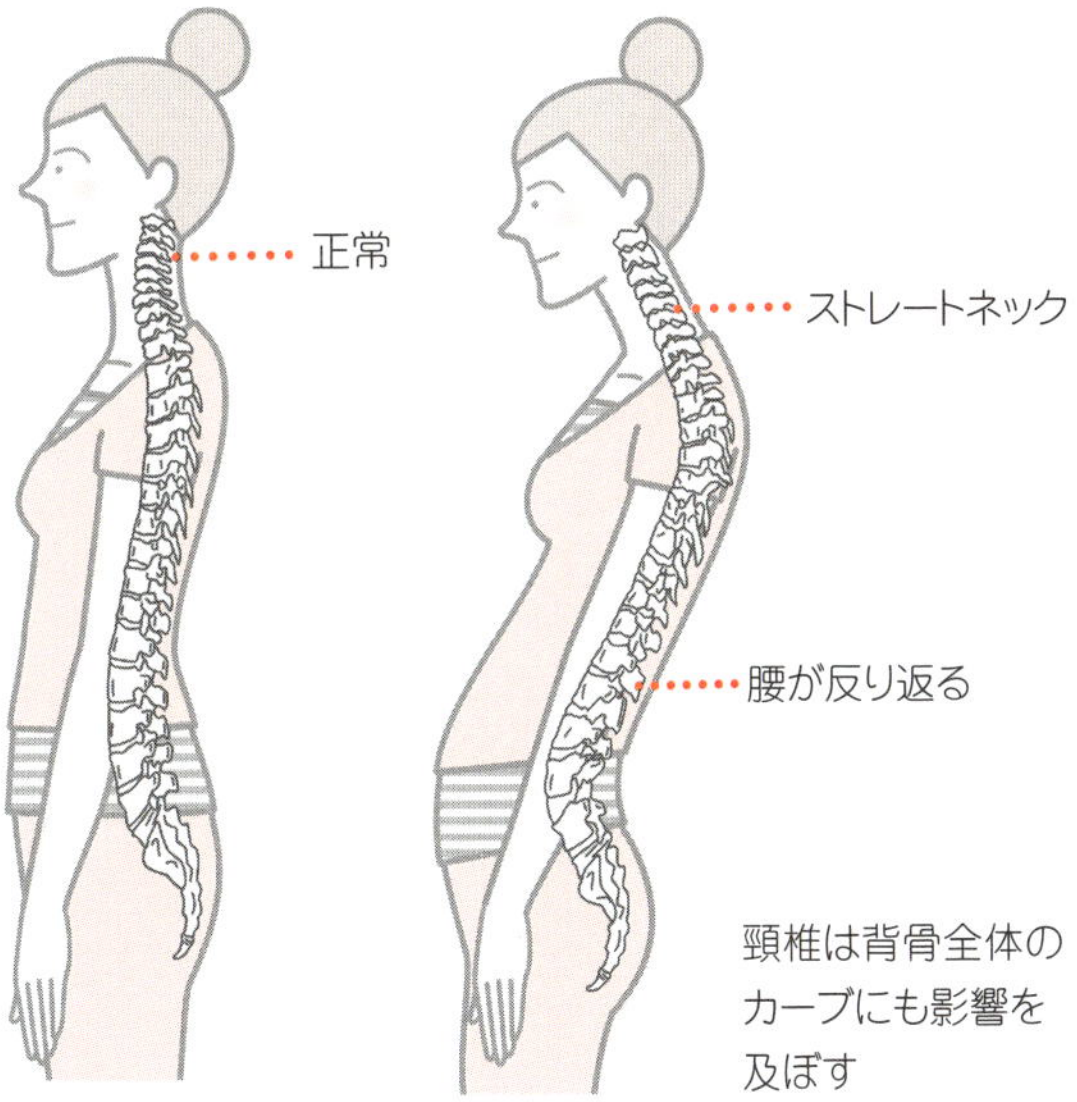
正常
ストレートネック
腰が反り返る
頸椎は背骨全体のカーブにも影響を及ぼす

腰が反ると首が突き出るものなのです。腰が反り返ることで上半身が踵《かかと》の真上よりも後方にいってしまい、そのまま後ろにひっくり返らないように無意識にバランスをとるので、首を前に戻します。両肩も前側に巻き込みます。

ではなぜ、反り腰の女性が多いのでしょうか。その理由は、大きく三つあると思います。

● 腹筋低下により、腰椎が前方に入り込んで腰が反るため

● 踵《かかと》の高い靴を履くことで骨盤が前傾し、そこから腰を反らせて立つため
● ウエストラインをキレイに見せるための裏技

次に紹介するのは、反り腰からではなく、「首自体にムリをかけるタイプ」で「うつむき症候群」とも呼ばれます。

● パソコンやスマホなどに向かって、長時間、うつむき姿勢を取り続けることによって首が前に突き出るため
● 肩甲骨を後ろに寄せる筋肉が低下して、肩が巻き込まれ、首も突き出るため
● うたた寝（電車の中などで座席に座って顔を見られないように下向きで爆睡）をすることが多いため

多くの女性が、このどちらにも当てはまってしまうのです。

当てはまらない人というのは、運動靴を履いて歩くことが多かったり、上半身も鍛える運動を続けている人でしょう。しかしながら、そのような人は、現在この本を手にしていないのではないでしょうか。

ストレートネックのセルフチェック

自分が実際にストレートネックになっているかどうかを自覚することは、実は難しいものです。レントゲン写真を撮ることによって正確にわかるのですが、ここでご紹介するチェック方法で、少し問題があるかもしれない、ストレートネックかもしれないと感じた場合は、念のため整形外科を受診することをお勧めします。

指先で触った感覚によって、首の状態をチェックしてみましょう。頸椎に本来の正常なカーブがあると、第3頸椎から第5頸椎までは、前湾しているため首の深いところまで潜り込んでいます。

ですから、首の後ろから触ろうとしても筋肉に触れるだけで、骨がボコボコと凸状に出ていることは感じられません。

ストレートネックや、頸椎の本来のカーブが逆に曲がる（逆湾曲）の場合、頸椎の特に第4、第5が触りやすくなります。

首を触ってみましょう

①左右どちらか器用なほうの人差し指を後頭部の真後ろに置いて、少し押し込んで筋肉を凹ませながら下方へとそのまま滑らせていきます。後頭骨が終わると指先が一段沈み込みます。この凹んだ部分が「ぼんのくぼ」と呼ばれる部分です。

7つの頸椎と、「ぼんのくぼ」の位置

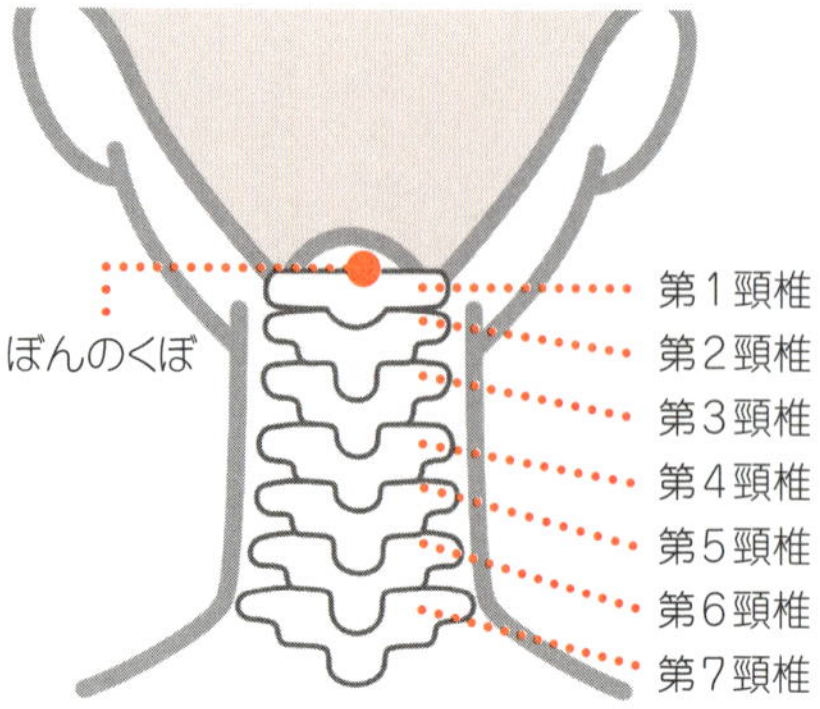

②ぼんのくぼに指先を差し込んで上下に5ミリほど動かすと、ぼんのくぼの凹みから盛り上がってきた硬いカタマリに触れるはずです。これは第2頸椎の後ろ側に出た突起「棘突起《きょくとっき》」（以後、本書では「後方突起」と記載）です。この第2頸椎を触り間違えると、どこが何番目の頸椎か、何がどこにあるのか全くわからなくなってしまいますので注意をしてください。

頭蓋骨の下縁（頭蓋骨が終わるところ）から指の横幅一～二本分ぐらいの位置にあることを確認しながら、

触って見つけて確認しましょう。

❸第3頸椎から第5頸椎までの三つの頸椎の後方突起はもともと短くて小さいことに加えて、前側に反り上がる正常な頸椎カーブがあれば、第3頸椎、第4頸椎、第5頸椎まではグッと奥まで入り込んでいるので、後方から突起に触ることができません。後頭部からぼんのくぼ、第2頸椎後方突起と触知してきた指先は、ボコボコと骨の出っ張りに触れない状態です。次に触れるのは第6頸椎の後方突起なのです。

❹そしてその次に指先に触れる大きな膨らみは第7頸椎です。もともと、第7頸椎は後方突起がとても長く、体の外から見ただけでも少し出ていることがわかることが多いものです。そんな隆起した後方突起がある第7頸椎は「隆椎《りゅうつい》」と呼ばれています。

ストレートネックであれば

もし、あなたがストレートネックであれば、触れないはずの第3頸椎、第4頸椎、第5頸椎の後方突起がボコボコボコっと指先に触れるでしょう。それは頸椎が前方に反っていないからです。

第2頸椎よりも下で、確実に指先に硬い骨の凸を感じるようであれば、念のため整形外科医院でレントゲン写真を撮ってもらってください。

ストレートネックよりももっと頸椎の状態が悪い逆カーブ（逆湾曲）なども存在しますし、頭が前側に垂れ下がってしまう「首垂れ症」のような状態になってしまうこともありますので、早めの対応が必要です。

ストレートネックになってしまうことで怖いことは、頭の重さを下部頸椎の一箇所に集中させてしまい、第5頸椎、第6頸椎、第7頸椎の骨の間隔が狭くなるので、やがて椎骨自体が潰されてしまうことです。

この下部頸椎が潰れた状態が続くと、手のしびれや、肩甲骨の内側の痛みやしびれ、胸の痛みなどが出現し、さらに悪化すると腕や背中に激痛が走ります。本当に辛い痛みですので、早めに対処しましょう。このような症状は頸椎症とか、神経根症と分類されます。

このストレートネックの方々に多く見られる健康上の弊害が、首と肩のコリ、頭痛、目の疲れ、そして、「自律神経失調症」です。

自律神経失調症に分類される症状はさまざま

自律神経の失調による症状の一例を挙げます。
のぼせ、めまい、頭痛、だるさ、吐き気、食欲不振、便秘、下痢、動悸、息切れ、冷え、異常発汗、生理不順などがあるので、内臓疾患や甲状腺機能異常、または更年期障害と間違えるような症状も多々あります。また、うつ病という診断をされてしまう場合もあったりします。

うつ病は確かに、前述した諸症状がかなりあらわれます。「病は気から」といいますが、うつ病と診断されれば、実際には「うつ」ではなくても、自分は「うつ」なんだと思い込んで、本当にうつ病を発症するケースがないとはいえないのです。

さらに最近は、患者さんがすぐにインターネットなどで自分の症状を検索できるので、そこで「うつ」というワードが出てくれば、心配になってどんどん検索し、自分は「うつ」に違いない、と勝手に思い込むパターンもあるでしょう。

面白い例では、医学部に入った学生が、病気の知識が増えると自分で自分の診断をしてしまいます。たいがい誤診なのですが、そこから思い悩んで「うつ」になる学生もいるくらいです。

column

動物を「うつ」にする

うつ病の治療薬を開発するにも動物実験をしなければなりません。しかしうつ病の動物をどのようにして集めればよいのでしょうか？　実は「うつ」と思われる動物をつくりだす方法があるのです。強制水泳試験と呼ばれています。

水筒のような容器にぬるめのお湯を溜め、そこに実験用のマウスを入れます。マウスは必死にもがいて壁を上ろうとするのですが、滑ってしまい水中にドボンと沈みます。10分ほど逃走を試みますが、やがてマウスは諦め、ついには無抵抗のまま水中に沈んでしまいます。

そこで取り出し、翌日に同じ実験をすると、2分ももたずに絶望したように沈んでしまう。このような状態を学習性無力感と呼び、「うつ」ではないかと考えられています。

（同じような実験は他にもあるのですが、どれも残酷なものなので記載はこれだけにします。ただ、どの動物も最後は諦めて虐待されるままじっと耐えるという報告がなされています）

「はじめに」にでも書きましたが、人間も報われない努力の連続や、自分では解決できない問題がのしかかり続けると、諦めから無気力へ、無気力から「うつ」へと進展してしまうと考えられています。みなさんは水槽の中のネズミのような環境にいませんか？

あなたの姿勢は大丈夫？

もしあなたが女性であれば、首が長くて、なで肩で、巻き込み肩で、反り腰で、という姿勢に当てはまっているのではないでしょうか？

それでいてご本人としては、「いつも背筋を伸ばしているし、自分の姿勢は良いほうだと思う」という誤った認識をしていたりするものです。

背筋を伸ばしているつもりでも腰が反り返ってしまい、首と肩が前方に出てくる姿勢の人はストレートネックで、なおかつ自律神経失調症にもなっている可能性が高くなります。

本書でご紹介するストレートネックと自律神経失調症の改善法を実践し習得すれば、生涯あなたの健康を助ける「技」となるはずです。

姿勢チェック

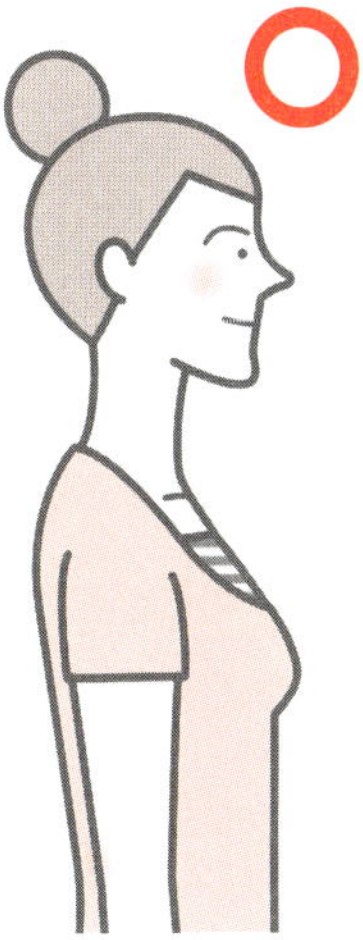

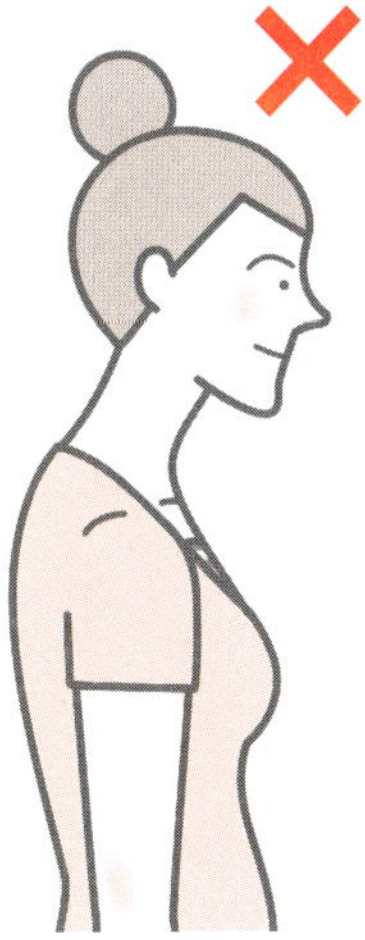

正常　　　巻き込み肩

完全に守られた生命維持の中枢、自律神経とは何か

自律神経とは、交感神経と副交感神経を合わせた神経の総称です。脳の指令を内臓などに伝え、体調のコントロールをします。

眠っている間でも無意識下で行われている生命維持のための神経なので、内臓神経とも呼ばれます。

そんな**自律神経の中枢が脳幹**です。脳の一番深い場所にある脳幹の真下から、神経が束になって、いわゆる脊髄となって出ていきます。

この脳と脊髄は中枢神経と呼ばれます。大切な脳は頭蓋骨の中に、そして全身に命令を送るために配線された神経の束は背骨の中に、それ

自律神経の働き

交感神経（活動モード） ⟷ **副交感神経（休息モード）**

交感神経（活動モード）
- 日中に優位に働く
- 心臓の働きを促す
- 胃腸の働きの抑制
- 全身の活動力を高める

副交感神経（休息モード）
- リラックスすると優位に働く
- 胃腸の働きを活発化させる
- 新陳代謝が活発になる
- 血管拡張し、血流が促される
  ⇨リラックスすると偏頭痛が起こるのは、このためです。

も脳脊髄液という液体に浮かせて守られています。
治療の観点から考えると、「守られている」ということは、我々治療者も「外側から、治療の刺激を入れられない」という意味です。そのため、自律神経失調症と診断されると、問題点に直接手が届くような治療法がないので、多くの人が途方に暮れてしまっているのです。

「自律神経失調症だから仕方がないんです……」
そういう患者さんが大勢います。
でも、自律神経失調症だから仕方がないのではなく、自律神経失調症をどうしたら改善できるかを考えなければなりません。ですが、この「脳の奥深い場所に中枢がある」という事実が、治療者も本人も手が出せない領域と思わせてしまっているようです。

本書は、その自律神経に首からアプローチして、少しずつでも改善しようというのがメインとなる内容の一つなので、状況を少しでも理解していただくために、ちょっと踏み込んだ説明をします。

問題点を特定するために、「器質的障害」と「機能的障害」という、聞きなれない難しい言葉を使わざるを得ないのですが、少しお付き合いください。

器質的障害とは、脳幹の脳細胞が壊れてしまっている状態。例えば、脳幹やその近くに脳腫瘍ができていたり、脳幹で出血してしまったり、脳幹そのものが「物質的に壊れてしまっている」状態です。この場合、脳のCT検査などで異常が見つかります。改善するためには、例えば手術などで腫瘍や血のカタマリを取り除く方法などがあります。

一方、機能的障害とは、脳のCT検査でも異常がなく、反射テストも問題がなく、脳幹と脳幹周辺の状態は良いのに、その「働き方が正常ではない」状態のことです。

自律神経失調症とはまさにこの機能的な障害（異常）で、脳幹にも神経線維にも、いわゆる物質的には異常がないので検査では見つからず、当然、手術の対象にもならないという状態です。

ある日、それまで正常に働いていた自律神経のバランスが崩れてしまった。もしくはだんだんに崩れ始めていった。

ちょっとした歯車が狂ってしまった状態が自律神経失調症です。完全に守られたはずの中枢がなぜこんなことになってしまうのでしょうか？　まず、自律神経の周辺から目を向けていきましょう。

首を通る自律神経が安定すれば、苦しみから解放される

頸椎の状態が悪いと、なぜ自律神経を失調しやすくなるのか？　首を通る自律神経の仕組みについて理解すれば、その答えがわかります。

頭蓋骨で守られている脳は、神経という〝電線〟を体中に張り巡らせてさまざまな命令を、内臓をはじめ体の各所へ送ります。

脳から脊髄という神経の束になって頸椎を通過し、脊髄から枝分かれした神経は、背骨と背骨の間から出てきて〝担当部署〟へ到達します。重要なポイントは、第1胸椎から第2腰椎までの間から出てくる神経の一部が、自律神経系の交感神経です。

そのため、闘争心を必要とするスポーツにおいて、試合直前にコーチが選手の背中（胸椎部分）を「ヨシッ！　頑張って来いよっ！」と、バシバシッと叩くことで、交感神経に刺激が入って体内が戦闘モードになるのだと、理解できますね。

また、副交感神経の代表である迷走神経は、頭蓋骨の大後頭孔ではない穴から直接出て、首の前側を動脈に寄り添うように下降してきます。

脳から出てきた〝神経コード〟は、当然首を通過して体のさまざまな場所へ行くのですから、首、つまり頸椎の状態が悪いと自律神経を圧迫するようなことが起こったり、または余分な刺激を加えるなどして、神経伝達が阻害され、自律神経失調症といわれるような悪影響が起こるのです。

私は自分の治療院の中で、患者さんの首のある部分を押して、故意に手のしびれを発生させることがあります（もちろん、患者さんの了解を得ています）。押すとしびれが出て、手を離せばしびれはすぐに消えます。神経を圧迫すればしびれが出るということを体験していただくためです。

そしてこう伝えます。

「今は手に行く神経を圧迫しました。手に行く神経には運動神経と知覚神経の両方があるので、この神経を圧迫すると運動神経に影響して手の力が入らなくなり、知覚神経に影響してしびれや痛みが出てきます。

もちろん内臓に行く神経も首の部分を通っています。しかし、内臓に行く神経は知覚神経が入っていません。ですから圧迫をされていても、痛みもしびれも感じないのです。

その代わり内臓の働きが落ちてきます。その状態が、みなさまにとって体調が悪いと感じる状態です」

なお、自律神経には知覚神経がまったくないのではなく、内臓がどう働いているかを脳に伝えています。

世の中にはいろいろな治療法があって、いろいろな治療理論があって、多くの人は何を信じてよいのかわからない状態になっているのではないでしょうか。

たくさんの書籍も出ていて、「首」が大事なのか、「骨盤」がすべての問題の元なのか、骨よりも、筋肉よりも「筋膜」なのか、書籍、雑誌、テレビやネットなど、いろいろな情報が溢れていますね。

その中で首に関してのみの情報を分析していただくと、「首は神経がたくさん集まっているので、触るのは危険だ」という内容のものと、「首は神経が集まっている大変重要な部位なので、この部分をきちんとケアするとさまざまな病気や痛みが改善する」という二つに分かれます。

どちらも正解です。ケアの仕方によっては危険な部位であることは間違いないですし、だからこそきちんとした理解と無理のないお手入れによって自律神経が安定すれば、多くの苦しみや悩みから開放されるのです。

「これって、自律神経失調症!?」、そんな声が聞こえたら

肩コリに始まり、だるさ、めまい、頭痛、疲労感、倦怠感、お腹の調子が悪かったり、生理不順やひどい生理痛など、あらゆる不調に対していわれる病名、それが、「自律神経失調症」です。

きっとみなさんは、まずは内科や整形外科にかかるでしょう。時には婦人科、あるいは心療内科、または精神科にまで足を運んでいるかもしれません。

この過程のどの段階でも、お医者さんから「自律神経失調症ですね」と診断されたら、きっと反論できませんよね。

体についての専門知識がなければ、自律神経失調症＝うつ病、かもと思ってしまい、どうすればよいのかと右往左往するかもしれません。そして、とても不安になることでしょう。なぜなら自律神経失調症には、明確な治療法がほとんど示されないからです。

でも、一つだけ覚えておいてほしいことがあります。

それは、「自律神経が乱れていない不調や病気はありえない！」ということです。

ですので、お医者さんに「自律神経失調症ですね」と診断されたら、「当たり前でしょ。調子が悪いんだから」と思ってください。

繰り返しますが、「自律神経失調症＝軽めのうつ症状」という勘違いをなさっている人も本当に多いのでご注意ください。この勘違いで、〝水槽のネズミ〟に

自律神経失調症の主な症状

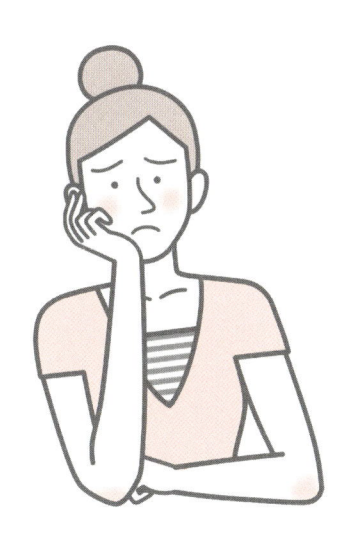

体にあらわれる症状

- 慢性的な疲労
- 全身倦怠感
- めまい
- 偏頭痛
- 動悸
- ほてり
- 耳鳴り
- 不眠
- 便秘・下痢
- 微熱
- 手足のしびれ
- 喉のつまり感　など

精神的な症状

- イライラ
- 落ち込み
- 不安感
- 疎外感
- 落ち着かない
- ゆううつになる
- 心細い
- やる気が出ない
- 感情の起伏が激しい
- あせりを感じる
- 緊張する
- 集中力が落ちる　など

なってしまうのですから（60ページのコラム参照）。

自律神経の構造と働き方が理解できれば、構造的な問題発生と、過労による問題発生の両面から注意することができるはずです。

まず、構造的な面からいえば、自律神経は首の影響をものすごく受けています。

この後、詳しく解説しますが、みなさんの首は大丈夫なのか、簡単なセルフチェックをしてみましょう。

その前に、ちょっと自律神経について雑談を。

自律神経は、無意識のうちに体を（とくに内臓などを）コントロールしている神経です。無意識のうちにというのは消極的な表現で、例えば、「心臓を速く動かそう」などと意識してもほとんどコントロールができないように、体にとって最適な動きを、意識の介入を排除しながら積極的に行っているのが自律神経です。

私も「食べすぎたから胃腸よ、早く動け！」とか、「飲みすぎたから、肝臓の活動よ、上がれ！」などと願うことがありますが、そんな願いは一切受け入れてくれません（笑）。

column

自律神経失調症のセルフチェック

頸椎の問題は、ただ単に首周辺の筋肉を硬くするだけでなく、脳への血流や自律神経系にも悪影響を及ぼします。頸椎の問題度合いが、どれぐらいなのか、簡単なチェックをしてみましょう。

【チェック項目】

- □ 寝つきが悪い、夜中に何度も目が覚める、朝早く目が覚めるなど、睡眠の悩みがある
- □ 急にのぼせたり、立っていてふらつくことがある
- □ 些細なことでイライラしたり、キレたりしてしまうことが多い
- □ 息苦しく感じるときがある
- □ 夏でも手足などが冷えることが多い
- □ 頭痛や肩コリ、腰痛などを抱えている
- □ のどの調子が悪く、咳がよく出て、声がかすれることがある
- □ 太陽の光をすごくまぶしく感じることがある
- □ 寝起きからなんだか体が重く、調子が悪いと感じる
- □ 顔や手足によく汗をかくことがある

上記に3個以上当てはまる場合は、自律神経が乱れているかもしれません。5個以上当てはまれば、自律神経失調症の可能性がかなり高いでしょう。

自律神経の中枢・脳幹

繰り返しますが、脳の奥深くにある脳幹は自律神経の中枢です。

人間の脳は三重構造になっています。一番深い所に脳幹。その上に大脳辺縁《へんえん》系（古皮質）。そして大脳皮質です。

脳の構造

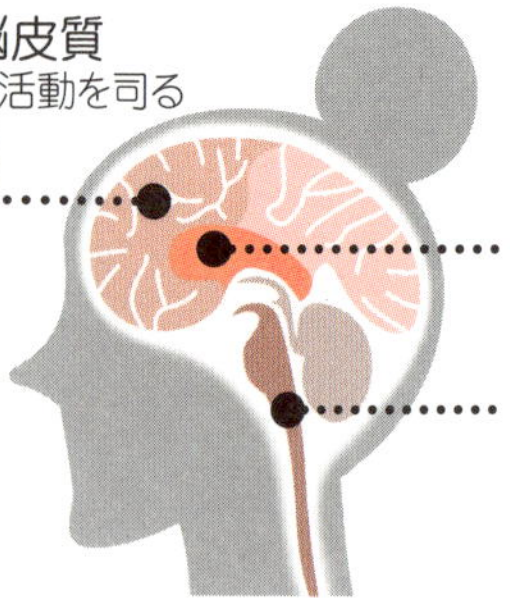
大脳皮質
知的活動を司る
大脳辺縁系
感情を司る
脳幹
生命活動を司る

脳幹とは自律神経の中枢で、その働きは生命維持です。呼吸や体温調整、内臓の働きなどをコントロールしていて、本能的な活動を司る部位だといわれています。

脳幹のすぐ上を取り巻くように感情などを司る古皮質があるので、感情を激しく揺さぶられると脳幹に刺激が伝わり、時には交感神経が活発に働きすぎて、呼吸が荒くなったり血圧が乱れたりします。

古い例ですが、ビートルズのコンサート中に興奮しすぎて失神してしまう女性の映像をご覧になったことがありませんか？

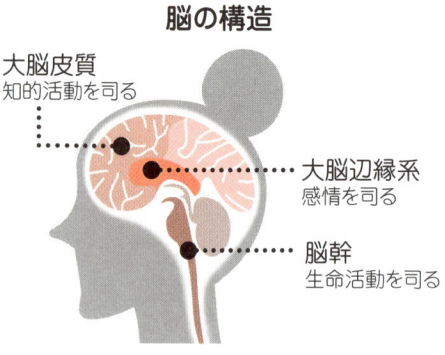

また、その反対に失恋などの苦しみに遭遇すると、無気力、食欲がない、眠れない、思考がまとまらないなど、一気に生命活動が停滞したりしてしまいます。

感情の古皮質（大脳辺縁系）と脳幹は隣り合わせだからこそ、影響し合います。ここがポイントです。そして古皮質の周りには、学習能力や高次元の思考などを可能にした三層目の新皮質があります。

脳において一番深いところにある脳幹ですが、首から見たらどうでしょう？

ひと言で脳幹といっても、その場所によって体をコントロールする役目が違います。例えば呼吸を管理するのは延髄といわれる場所です。

この延髄とは第1頸椎のすぐ上なのです。脳の奥深くにあり自律神経の中枢である脳幹。その脳幹は、第1頸椎から刺激することができる位置関係にあることがポイントといえます。そうです、隣り合わせだから影響するのです。

少し横道に逸《そ》れますが、脳幹だけで生きている生物がいます。ヘビなどの爬虫類（魚類・昆虫類なども）ですね。彼らは生命活動的な行動しかしません。眠る、食べる、消化吸収して体を成長させる、子孫繁栄、ケガを治すなどです。感情を司る脳がないので、餌付けはできてもなついたりはしないのが特徴です。

延髄は呼吸中枢で、場所は第1頸椎のすぐ上にある

「ぼんのくぼ」（56ページ参照）に針を刺すと、第1頸椎と後頭骨の間に針先が入っていきます。この奥には脳幹である延髄《えんずい》があります。

延髄は呼吸をコントロールする部分なので、針先が延髄を刺して破壊すると、たちどころに呼吸ができなくなります。時代劇ドラマ「必殺仕事人」でも、暗殺するときに細長い針で一刺しにしている部分です。

第1頸椎がズレたりしていると、呼吸が浅くなる、深呼吸ができないなどの悪影響が出てきます。これは第1頸椎と呼吸中枢である延髄の位置関係によるものです。

第1頸椎の締め付けが呼吸中枢の延髄に悪影響を及ぼし、そこから呼吸が乱れ始め、過呼吸症候群や自律神経失調症へと発展するケースが多いと考えられています。

ストレートネックによって自律神経失調症に⁉

現代人は日常生活の中で、頭を下向きにしている時間が増えたことにより、頸椎の自然なカーブが喪失し、正常とは逆のカーブとなっている人が多くなりました。

本来、頭の位置は重力に対して体の中心軸にあるべきですが、中心軸よりも前側に頭が倒れてしまっているのです。そんな前に突き出した重たい頭を正常な方向に引っ張るために、首の後ろ側から肩にかけての筋肉には強い緊張が起こります。この筋肉の硬直がさらに血液循環を悪くさせます。

このような状態において、多くの人は頭の位置を正常方向に戻す首の筋力が弱いので、支えきれなくなった頭を「頬づえ」によって支えたりします。残念なことに頬づえをするために、さらに首は前に出てしまうのです。

これによりストレートネックは増長されます。

頭の重さを支えらないときに、何気なくしてしまう仕草に、次ページのような頬づえがあります。思い当たる人も多いのではないでしょうか。

頬づえに見えない上品な頬杖いろいろ

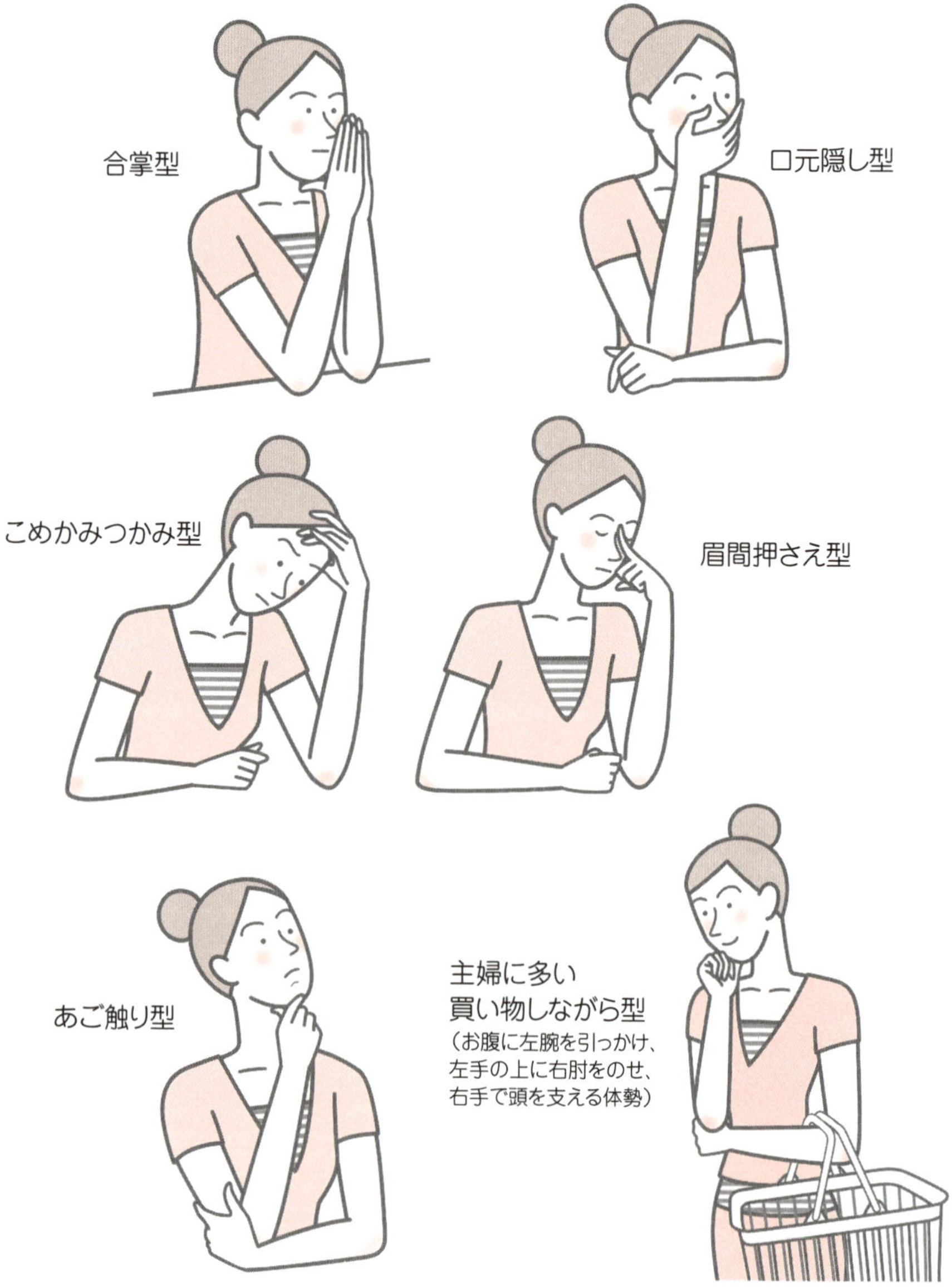
合掌型
口元隠し型
こめかみつかみ型
眉間押さえ型
あご触り型
主婦に多い
買い物しながら型
（お腹に左腕を引っかけ、
左手の上に右肘をのせ、
右手で頭を支える体勢）

ちょっと解剖学的知識となりますが、交感神経が束になった「交感神経幹《かん》」は、背骨の前側に張り付くように走行しています。出口は第1胸椎から第2腰椎までです。

首では、頸椎の前に椎前筋《ついぜんきん》という薄い筋肉があるのですが、交感神経はその筋肉に張り付いています。

そしてあるときから頸椎の椎前筋という筋肉の緊張が、交感神経に悪影響を与え始めます。

また、首の筋肉の硬さは神経に悪影響を与えるだけでなく、周辺の血液循環を悪くすることも考えられています。

さらに、脊髄が引っ張られることで、脊髄自体の血行不良も指摘されており、この問題は脳幹や大脳基底核《きていかく》（体の安定を保持する）周辺における血行不良にも影響し、自律神経は中枢部分から機能障害を起こしてしまうと考えられています。

こうして、初めのうちはちょっとした首コリ、肩コリが、だんだんに悪循環を繰り返し、脳や神経まで悪影響を及ぼしていくというのが、ストレートネックなど、骨格の基本構造異常からくる問題なのです。

つまり、ストレートネックと自律神経失調症は非常に深い関連があるといえるのです。

column

農村のお年寄りは腰が曲がり、都会の若者は首が曲がる

昔は体が折り曲がるように、顔が地面に近づくほど背骨が曲がってしまった老人が大勢いらっしゃったのですが、最近では、あまりお見かけしなくなったように思います。今では、農作業が機械化したため、腰を酷使しなくなったためでしょう。

その反面、現代人は、スマホやパソコンなどを使うことが増え、姿勢の悪い状態でいることが多くなりました。体の使い方によって、曲がる場所が変わるのは当然です。なるべく長い時間同じ姿勢、特に首を前に垂らした姿勢が続かないように気をつけましょう。

ひと昔前の人は、移動の際などに徒歩や早歩きをしたりしていたので、筋肉が衰えない環境にありました。またそんな移動時間にも顔を上げて遠くを見る習慣があったと思われます。

一方、現代人は、移動の電車の中でもスマホをしたり、人によっては本や新聞を読んだりしていますが、やはり基本は下向きです。座席が空いたら座り、すぐさま完全に首を垂らして熟睡する。これでは首が垂れ下がったままになります。

以前に比べて電車の中吊り広告が効果がないといわれますが、みんなが上を向かなくなったからでしょうか。

そして仕事が始まるとパソコンに向かい続ける。これでは運動の習慣がない人の姿勢が、崩れていくのも当然のことですね。

首を治して全身を整える「首押しメソッド」

頸椎から胸椎、腰椎までを構成する背骨は、私達の体を支えるまさに屋台骨。重力に逆らって直立二足歩行をする人間には不可欠なものです。司令塔である脳から、全身に神経が張り巡らされていますが、大切な脳は頭蓋骨の中に格納され、脊髄という神経の束は背骨の中（脊柱管）に守られ、脊髄から枝分かれした神経が背骨から出てきて、全身に至っているわけです。

いわば、**背骨は柱でありながら、もっとも重要な神経の通り道**といえます。

中でも、頸椎は背骨の要《かなめ》といっても過言ではありません。「えっ？　読んで字の通り、要は腰でしょ？」と思うかもしれませんが、そうではありません。

赤ちゃんは、生まれてから最初に首が安定して（首が座って）、寝返りが打てるようになる→背中が安定して抱っこしやすくなる→腰が安定して座れるようになる→つかまり立ちをするようになる。

こうした経過を考えると、脳から一番近いところから発育していくことがわかります。大人でも頸椎が正常でなければ、背中と腰が曲がってしまうので、**曲がりやゆがみ、そしてズレは（病的なものや特殊な場合を除いて）、頸椎を正せば、全体が整ってくるといえる**のです。

これからご紹介する「首押しメソッド」は、ストレートネックと自律神経の乱れに効くものをピックアップしました。また、その症状のない人も、日常的に首押しをすることで、背骨全体の健康な状態をキープできるようになりますので、ぜひ、お試しください。

一生曲がらない背骨をめざし、さまざまな不調を改善しましょう。コツさえつかめばすぐにできるものが多いので、気軽に取り組めますよ。

特徴と注意点

このプログラムは、首周辺の筋肉を適度に押し、ゆるめ、血行をよくすることで、脳を元気にし、脳から脊髄への神経伝達効果を高めます。体内の血流の流れもよくなり、自律神経失調症改善に効果を発揮します。

また、直接、首の骨の角度を変えるアプローチをするので、ストレートネックの改善にも大きな効果が期待できます。

できれば毎日五分～一〇分行うことで、効果を実感されると思います。

ただし、くれぐれも無理はしないように、特に首に強い痛みがあるとき、めまいがするときなどには押しすぎないように注意してください。

三指圧について

親指と小指を除く、人差し指、中指、薬指の三つの指先を揃えて使います。中指が長いので、漢字の「山」のような形になります。

また、両手でやる場合は、「重ね三《さん》指《し》圧《あつ》」といい、三本の指先を重ね合わせます。圧をやや強くしたい場合、例えば、上向きに寝て、首の下に手を入れ、頸椎の後ろ側の筋肉をほぐすときなどに大変効果的です。

三指圧

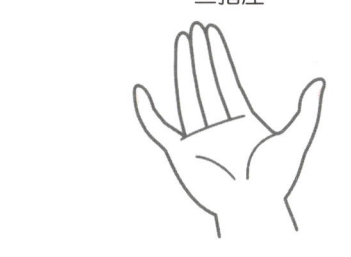

重ね三指圧

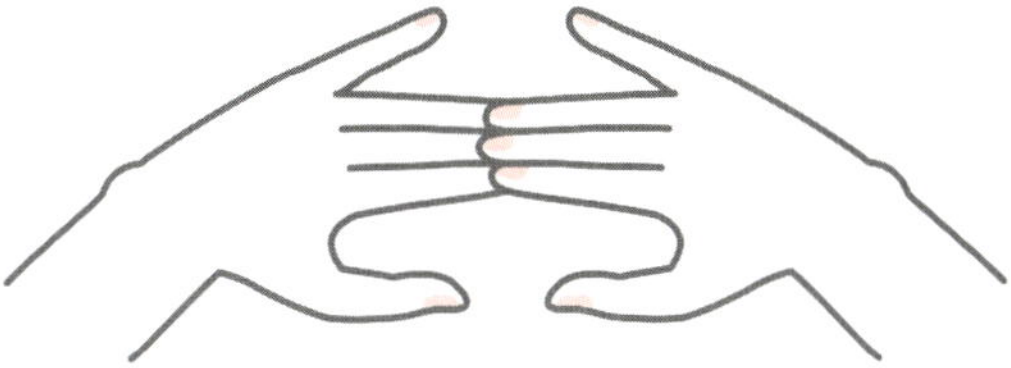

ポイントを押さえてより効果的に

❶首を傾けたり、ひねったりするので、バランスを崩して転倒する危険性があります。慣れないうちは、まず仰《あお》向《む》けになるか、イスに座って行いましょう。

❷筋肉には繊維があり、決まった方向に走っています。正しい方向に向けて押すことで、血液

やリンパの流れがよくなるので効果的です。
❸円を描くようにグリグリと押さないようにします。筋繊維を痛めないためです。
❹慣れてきたら、お風呂の湯船に浸かりながら行ってみてください。血行がいい状態なのでリラックス効果も高まり、より効果的です。

首押しエクササイズの姿勢

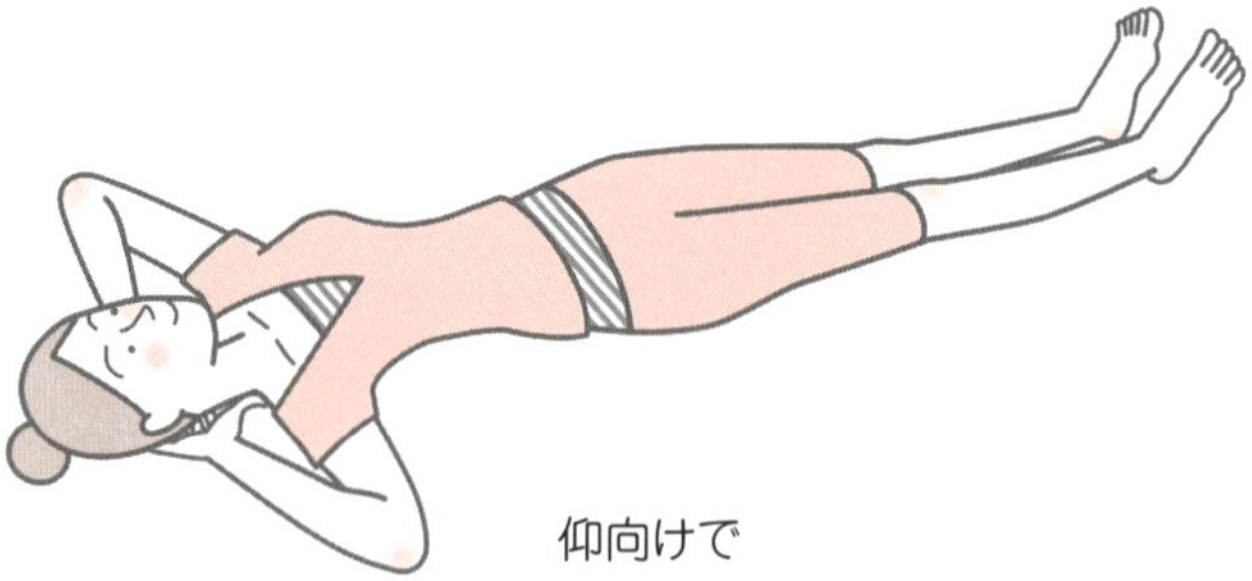

仰向けで

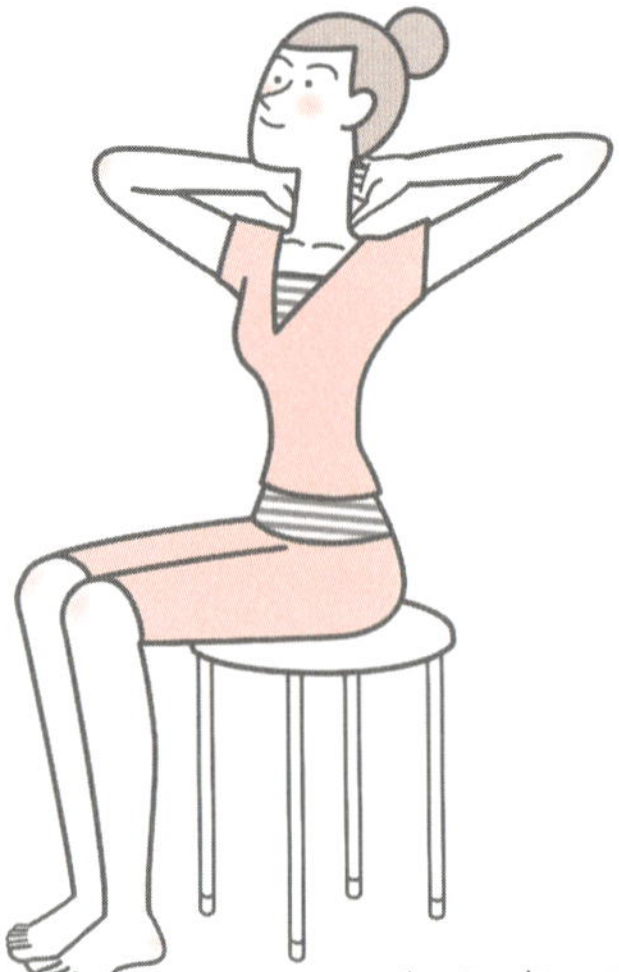

イスに座って

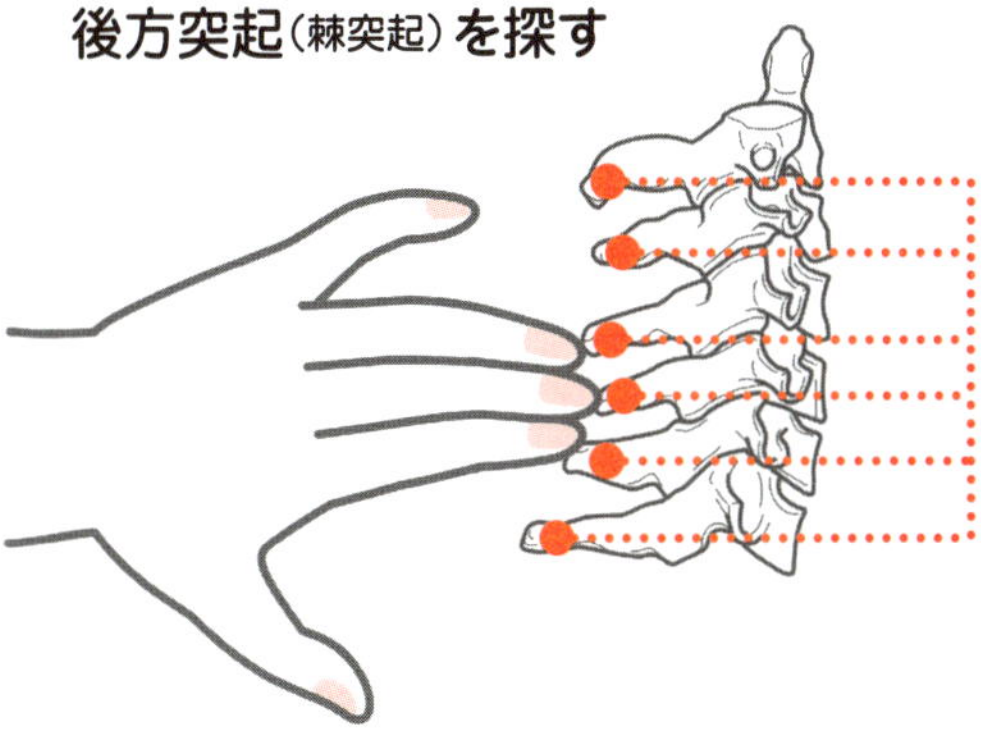
後方突起（棘突起）を探す
第2頸椎から第7頸椎の
後方突起（棘突起）に
アプローチする

自律神経を整える首押しメソッド①

頸椎の中でも、まずは下部の頸椎にアプローチします。前後だけではなく、上下左右の首の可動域を広げましょう。

そうすることで当然、脊髄などの中枢神経の通りもよくなり、自律神経が整います。

81ページで紹介した「三指圧」で、後頭部から首の骨をほぐしていきます。

右首は左手で、左首は逆に右手を使って、頸椎の後方突起（棘突起）や筋肉と筋肉のみぞなど、指三本がひっかかる場所を探します。

それでは首押しを始めましょう！

step1

1 そのまま押すだけでは後頭部の強靭な筋肉に阻まれて効果は出ません。ですから、頸椎の後方突起（棘突起）や筋肉と筋肉の溝など探して、三本指をひっかけたら、そのまま引き戸を開けるように、腕全体でやや強めに引っ張ります。痛みなど感じる場合は無理はしないでください。

2 三か所くらい指をひっかける場所を変えてやってみましょう。右が終わったら、次は左も同じようにやりましょう。

回数：指の位置をそれぞれ変えて４回
強さ：中圧
時間：ひと押し８秒間

❶
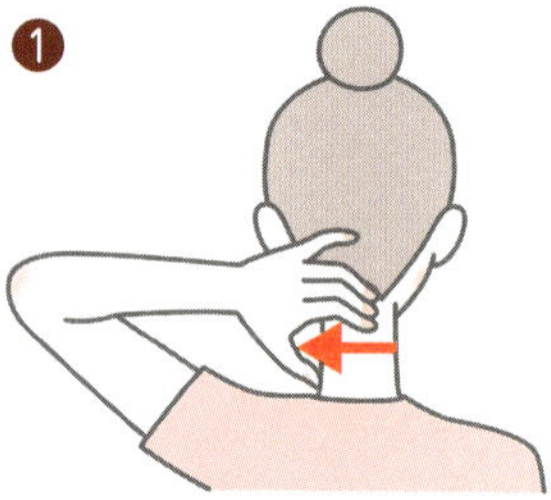
後方突起を探す

❷
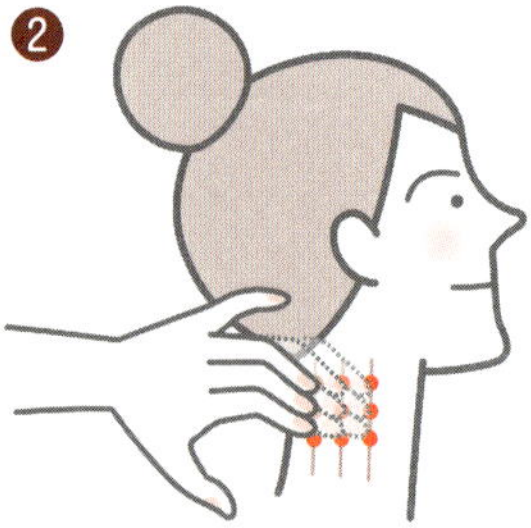
三本指を引っかけて引っ張る

step2

1 step1で少しほぐれてきたら、さらにしっかり指を引っかけて、しっかり引っ張るようにします。このとき、頭を、下を向く、上を向くの順に上下させます。

❶
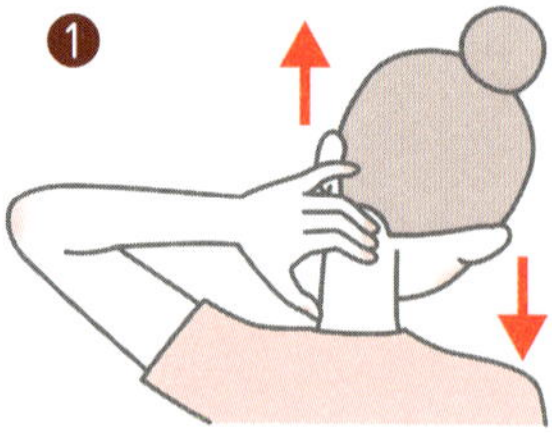
しっかりと引っ張る

2 指の場所を上方で「イチ、ニ」、下方に移動して、同じく「サン、シ」を3セット繰り返します。

回数：上から下へ指を移動して3セット
強さ：強圧
時間：1往復4秒間

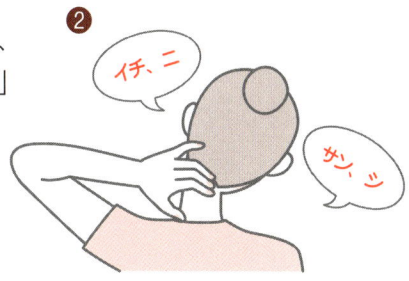

指を上下に動かす

(step3)

1 上下が終わったら、次は左右に頭を動かします。

2 これもstep2同様に、首の上のほうをしっかり「イチ、ニ」とやったら、首の下のほうをしっかり引っかけて、左を「サン、シ」。これを3セット繰り返します。

回数：頭を右から左（あるいは左から右）へ指をズラして3セット
強さ：強圧
時間：1往復4秒間

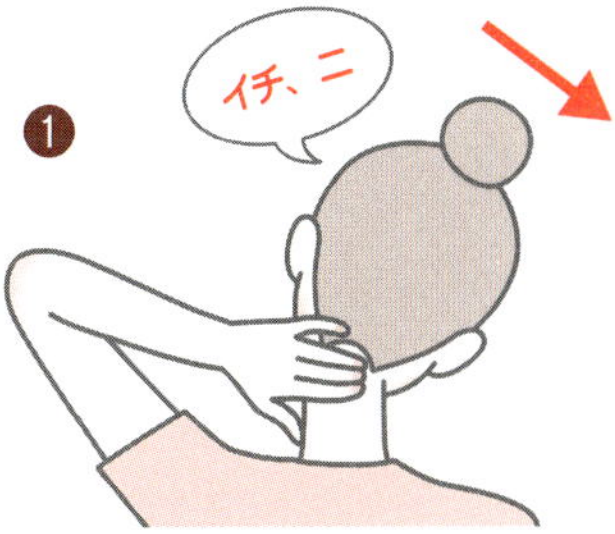

頭を左右に動かす

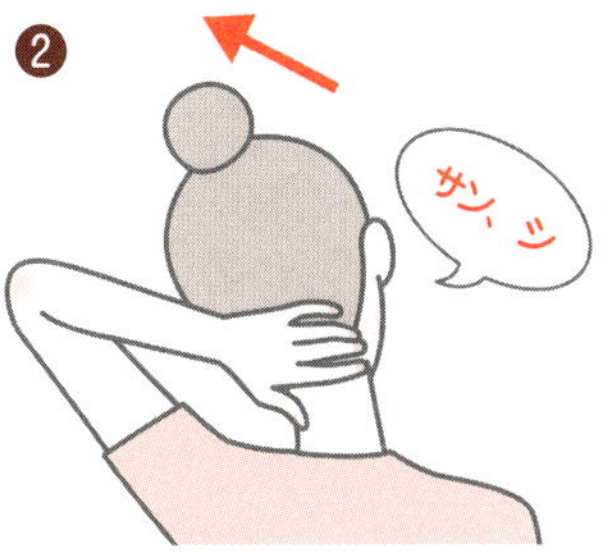

指の位置をずらして繰り返す

自律神経を整える首押しメソッド②

次に、上部の頸椎にアプローチします。ここは第1頸椎、第2頸椎に影響があります。

本来は、それぞれを押して正常な位置にするのが一番よいのですが、どちらも、(特に第1頸椎)は深い部分にあって、押し圧が届きにくく、プロによる施術が必要な箇所です。

ただ、このエクササイズによって、ある程度はプロの施術に近づけます。ぜひ、多くの人に試していただきたいメソッドです。

Let's try!

1 頭を真っすぐに立てます。両手で頭を押さえ、耳の後ろの下辺り、「乳様突起」の下端に親指を引っかけます。

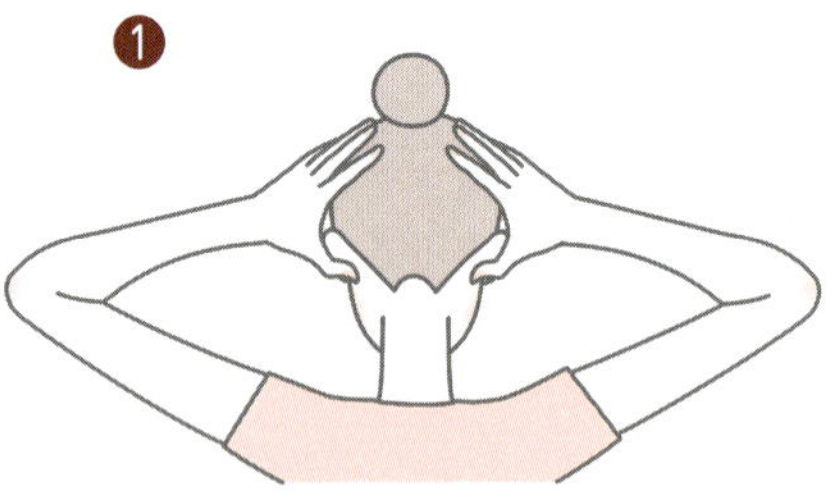

乳様突起の下に親指を引っかける

2 次に、頭を右に倒しながら「イチ」～「ロク」までカウントし息を吐きながら押し上げ、「ナナ、ハチ」で息を吸いながら力を抜いていきます。

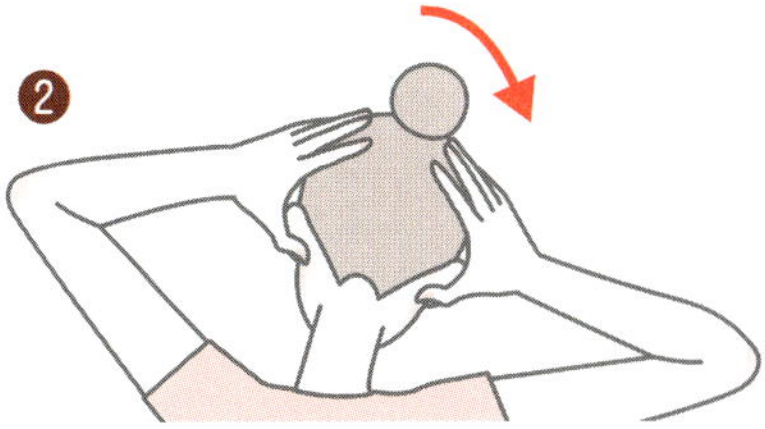

頭を右に倒す

3 逆側も同じように行ないます。

回数：5セット
強さ：中圧
時間：8秒間

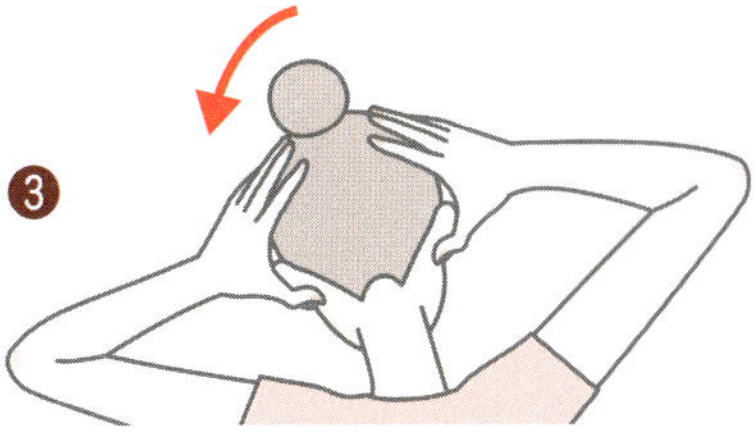

頭を左に倒す

column

人気ロックミュージシャンも受けた人工椎間板置換え手術

人工椎間板といっても、骨と骨の間に挟むだけで、ボンドで接着したり、ボルトで止めるわけでもありません。すぐ外れそうですが、実際には頭の重みで押さえつけられることで、頸椎の骨自体が変形し始め、人工椎間板を異物として包み込むようにせり上がります。2か月ほどでズレなくなり、普通に頭や首を振れるようになります。

頸椎の手術の多くは、首の真後ろ、背骨の真上のラインで、縦に5cmぐらい切開していました。しかし最近は、前方侵入といって、首の前側を3cmほど切開し気管や食道をよけて、首の骨と骨の間に、人工のクッション材（椎間板）を入れ込む手術が主流になりました。

ストレートネックを治す首押しメソッド

ストレートネックは、老若男女問わず、最近非常に多い疾患です。

今ストレートネックではない人も、生活様態の変化によって、その予備軍はかなりの数いらっしゃいます。

まだ、症状もなく、変形が大きくなくとも、「これは近い将来、ストレートネックになるな〜」という患者さんが多いのです。

ですから、予防の意味で、ぜひこの首押しもやってみてください。

Let's try！

1 利き腕の三指圧の指（人差し指、中指、薬指）で、第２頸椎・第３頸椎・第４頸椎の後方突起（棘突起）を押さえ、ゆっくりと息を吐きながら上を向いていきます。薬指が第２頸椎に当たれば、中指は第３頸椎、人差し指は第４頸椎に当たります。

❶

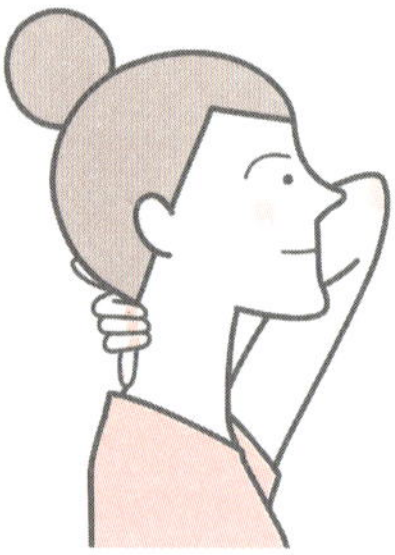

後方突起を三指圧の指で押さえる

2 指の位置を一段下げて、今度は第３頚椎・第４頚椎・第５頚椎を押し、同じように、ゆっくりと息を吐きながら上を向いていきます。

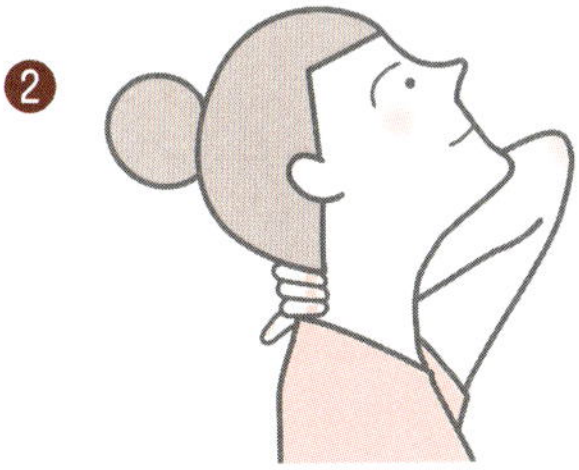

息を吐きながらゆっくりと上を向く

3 さらにもう一段下げ、今度は第４頚椎・第５頚椎・第６頚椎を押し、同じように、ゆっくりと息を吐きながら上を向いていきます。

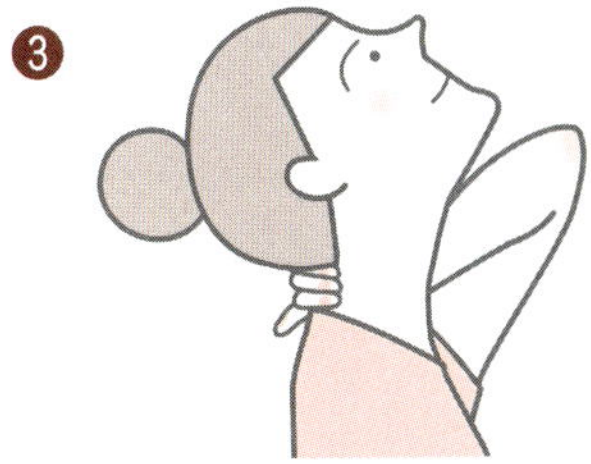

さらに指の位置を下げる

＊慣れてきたら指にやや力を入れ、少し押し込むくらいにするとよいでしょう。両方の指を使う「重ね三指圧」でやっても効果的です。

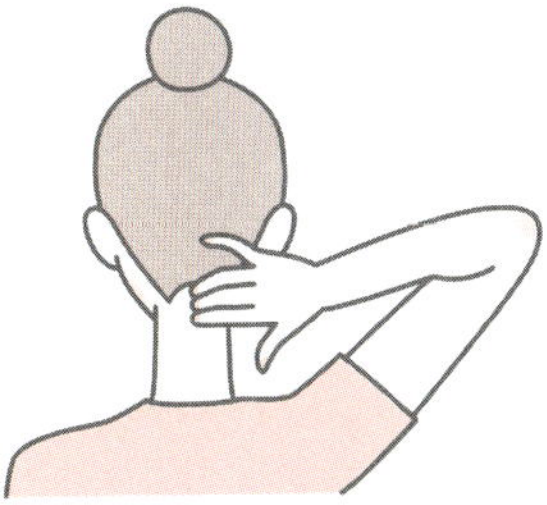

慣れてきたら少し強めに指を押し込んでみる。くれぐれも無理はしないように!

column

正しく座る人は、脚を組めない？

「脚を組んではいけない」ということを聞いたことがあることでしょう。

脚を組むことによって、正常な骨盤の位置がズレて、さらにズレが固定されてしまうという恐ろしい事態を招いてしまいます。「骨盤がゆがむ」「背骨が曲がる」「O脚になる」など、いろいろな悪影響が出てきてしまうのです。

しかし、わかっていてもどうしても脚を組んでしまうという人も多いと思われます。

「脚を組まなくては、座りごこちが悪い。いけないと思って脚を下ろすけれど、気がつくとまた脚を組んでしまっている」という人は、脚を組むその原因に注目してください。

脚を組んでしまう一番の原因は、背中が丸くなり骨盤が立っていないからです。

脚を組んだ状態からひとまず脚を下ろして、背中を伸ばして胸を張り、骨盤が立つように座り直してみてください。この状態から脚が組めますか？

このように正しい座り方をすると、脚は組めなくなるのです。そのことを逆説的に捉えると、治療をして姿勢がよくなりきれいに座ることができるようになると、「脚を組まずに座れるようになる」という結果をつくり出すのです。

Part 3
自然治癒力を高める「首ストレッチ＆筋トレ」

肩コリ、背中のコリを改善するストレッチ

ストレッチは体に悪いのではないかと思ったことはありませんか？

ストレッチをすることによって、「腰が痛くなった」「首が動かなくなった」「股関節が痛くなった」というように、かえって体の具合が悪くなってしまったという人が多く見られます。

これは、すべて「やりすぎ」「がんばりすぎ」なのですね。

例えば、失神すると、脳の制御がなくなりますから、人の体は筋肉が弛緩してしまってグニャグニャと柔らかくなります。反対に、体が硬くて可動範囲が狭いのは、脳が関節の動きにストップをかけている状態だといえます。それ以上動かしてほしくないのです。それを無理に伸ばしたりするのですから、しっぺ返しがくるのも当然のことでしょう。

開脚を例に挙げて説明しましょう。

両脚を左右に開いていくと、あるところで痛くて止まります。この引っかかりを超えたらもっと楽になるだろうと思って、ちょっと体を揺らしたり反動をつけたりして、さらに開脚をします。痛みを感じつつも、ゆっくりやれば大丈夫だと思い込んで開脚を続けると……、翌日には

靴下も履けないほどの股関節痛が発生してしまったりします。

同じ姿勢を続けることは体によくありません。しかし、「同じ姿勢を続けないでくださいね」というアドバイスは、「じゃあ、どうすればよいのか？」という具体的な代替案が含まれていないので、守ってもらえないアドバイスになります。

何かをやめるというネガティブアドバイスではなく、何かをするというアクティブアドバイスのほうが前向きに取り組めると思っているので、具体的に「このストレッチをしてください。一日三回、この順番で」というアドバイスをします。すると、結果的に同じ姿勢でいることが減るのです。

しかし、このストレッチをやりすぎて、体を壊してしまうという本末転倒の現象が多いのも事実です。くれぐれも無理をしないように、やりすぎに注意してください。

自律神経を整えるには、さまざまなストレッチが考えられます。本書では、特に首からくる肩コリや背中のコリを改善し、血行をよくして交感神経と副交感神経のバランスを整えるストレッチを紹介します。

肩甲骨と背中にアプローチする、自律神経が整いやすくなるストレッチですので、ぜひ試してみてください。

それではストレッチを始めましょう！

ストレッチ１

1 まず、肩幅に足を開き自然に立ちます。体の力を抜き、特に肩の力を抜くように意識してください。

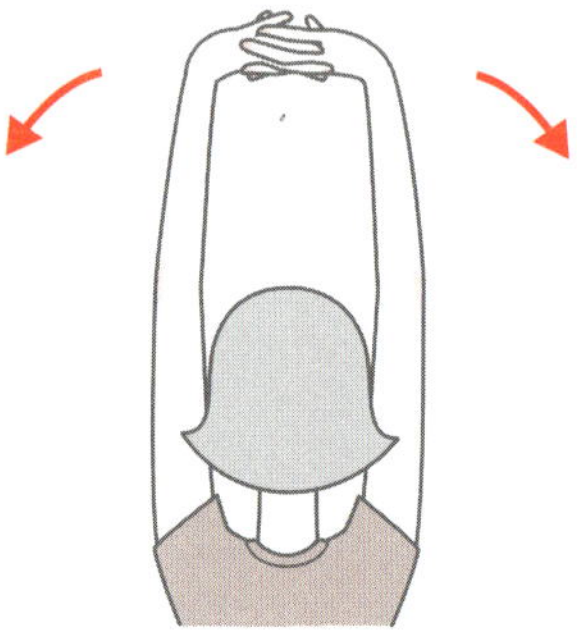

腕を真上に伸ばして、左右に揺らす

2 手を組み、腕を真上に伸ばして上体を数回、「伸びろ、伸びろー」と左右に揺らします。

3 手をほどいて、小指を内側に回しながらひじを後ろに下げていきます。肩甲骨が後方に出てきます。前側も開きましょう。ひと呼吸５秒間、３回呼吸します。

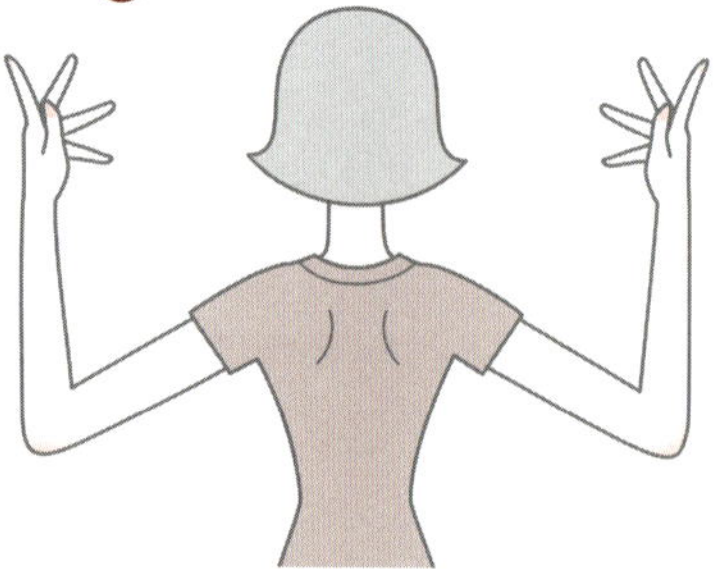

ひじを後ろに下げていく

4 今度は、手を前で組んで背中を丸め、息を吐きながら、両腕を前方へ伸ばしていきます。そうすることで、自然と背中が伸びていきます。

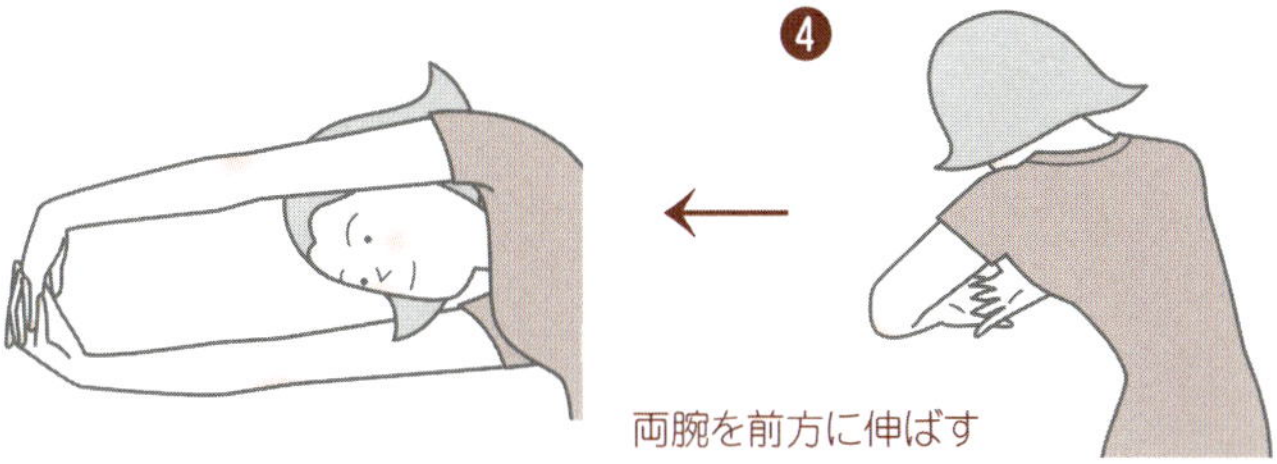
❹
両腕を前方に伸ばす

5 そのまま状態を右に倒し、次に左に倒します。

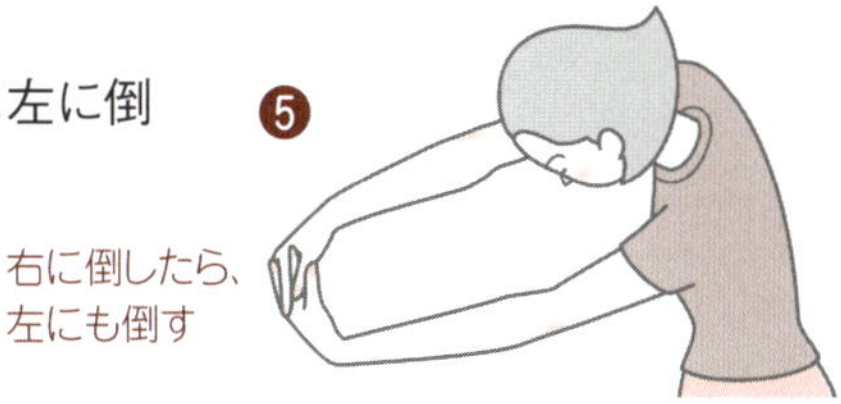
❺
右に倒したら、
左にも倒す

6 手をほどいて、今度は背中側で手を組みます。組んだまま手首をひねって、手のひらを下にしてもう一段、肩を後ろ下方に伸ばすイメージで組みます。

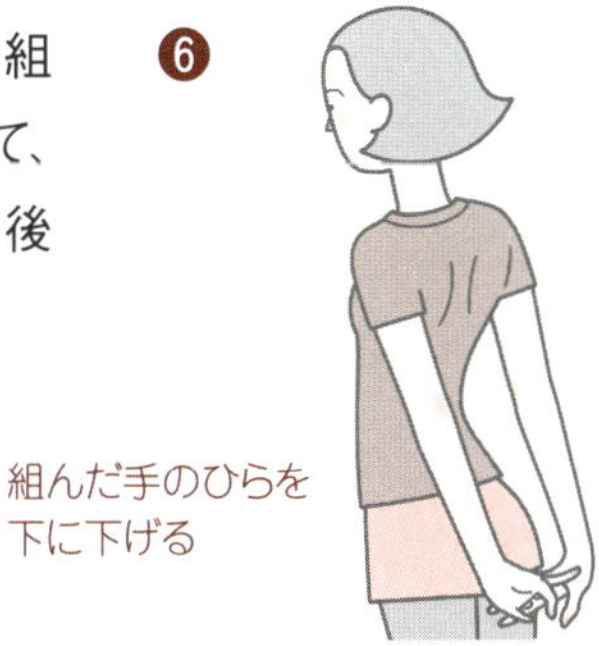
❻
組んだ手のひらを
下に下げる

7 ゆっくりとそのまま手を上に上げていきます。あまり上がらない人は、手をテーブルや台の上にかけ、自分でゆっくりしゃがんでみましょう。可動域が徐々に広がります。ひと呼吸5秒間、3回呼吸します。

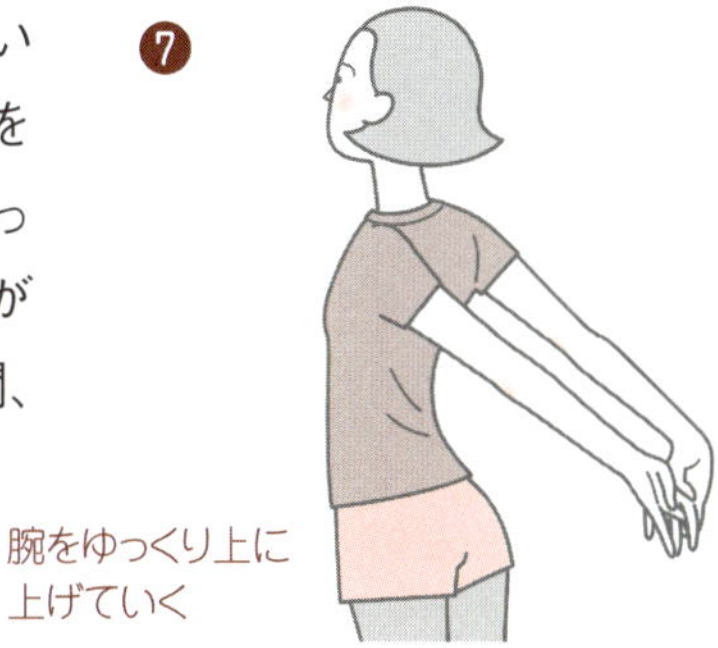
❼
腕をゆっくり上に
上げていく

ストレッチ2

1 両手を前に出し、指を組みます。

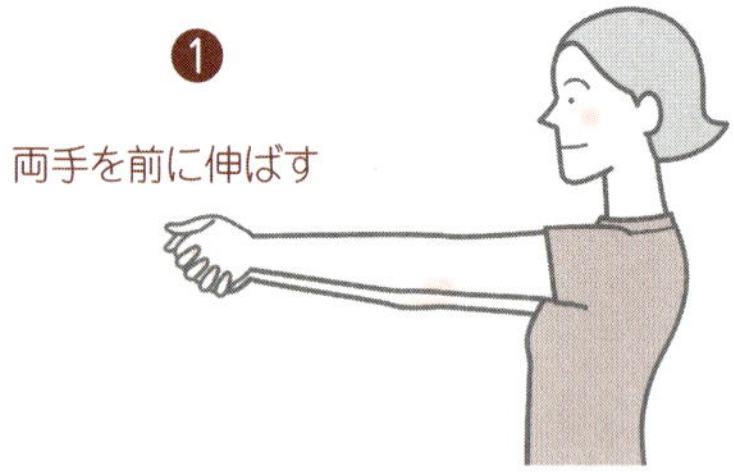
❶
両手を前に伸ばす

2 次に胸を前に出しながら、腕を引いて肩甲骨を後方に出すイメージで。これを「イチ、ニ」と、10セット繰り返します。

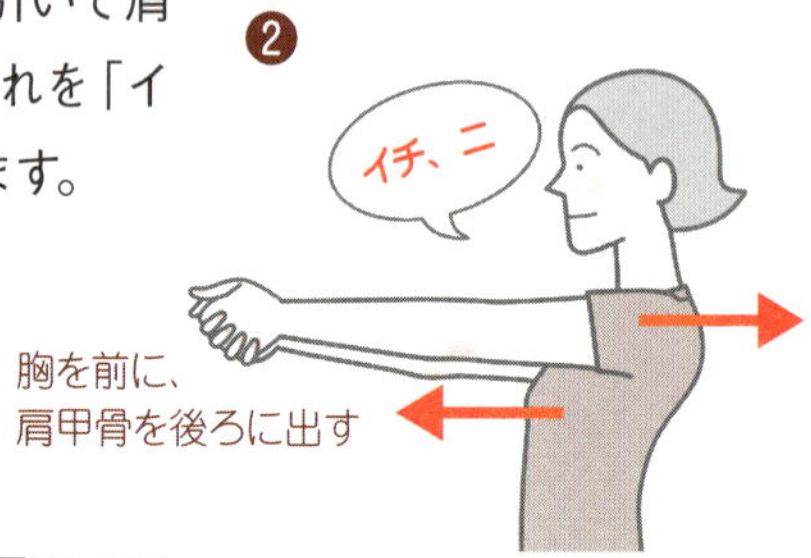
❷
イチ、ニ
胸を前に、
肩甲骨を後ろに出す

3 次に両腕を直角に曲げ、ひじは腰につけたまま腕を水平に横に向かって開きます。最初が「イチ」で、開くのは「ニ、サン」です。これも10セット繰り返しましょう。

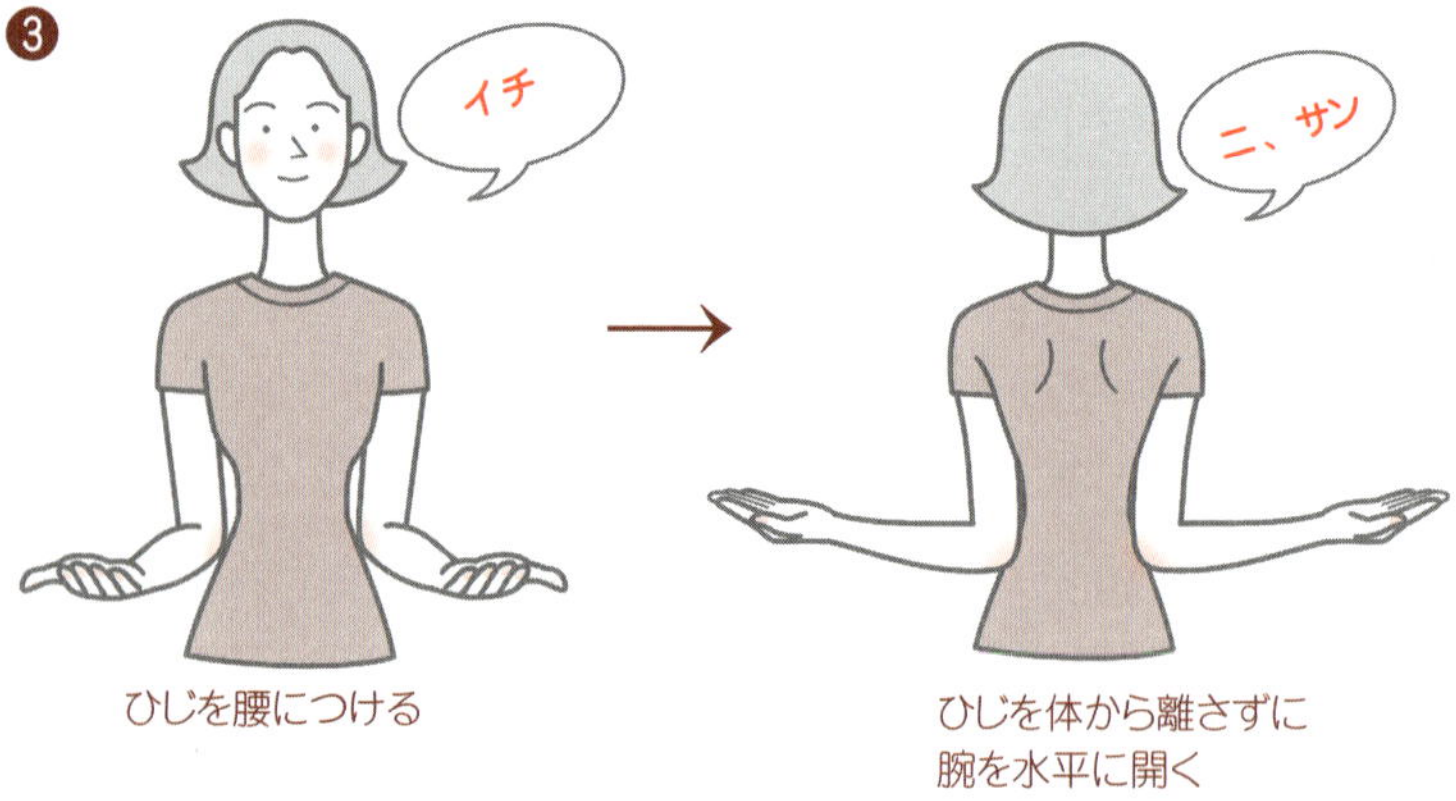
❸
イチ
ニ、サン
ひじを腰につける
ひじを体から離さずに
腕を水平に開く

ストレートネックを改善するストレッチ

ストレートネックは程度の差にもよりますが、毎日のストレッチなどで確実に改善するものです。最初は効果があまり見られなくても、根気よく続けていただきたいと思います。

このストレッチは頭の動きが大きく、最初は首の負担になる可能性があるので座って行ってください。慣れてくれば、立って行っても大丈夫です。

ストレッチ1

1 まずは胸の前で両手を拝むように合わせて、そのままアゴを押し上げます。10秒間そのままにして、腕を下します。5回行ってください。

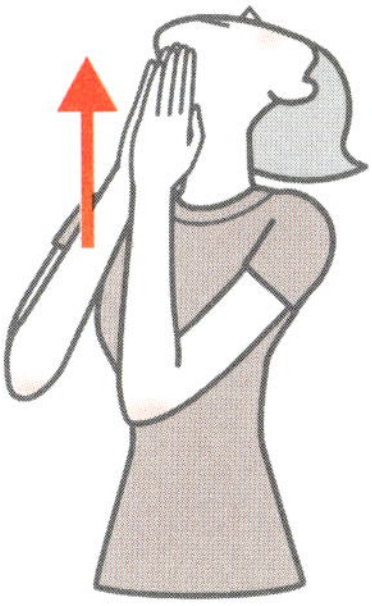
アゴを両手で
押し上げる

2 次に、右手を頭の左側頸部に当てて、そのまま弱い力で引っ張ります。左の首すじが伸びるのを感じてください。10秒間、5回行ってください。反対側も、同様に行います。

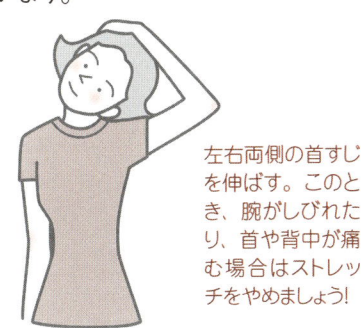

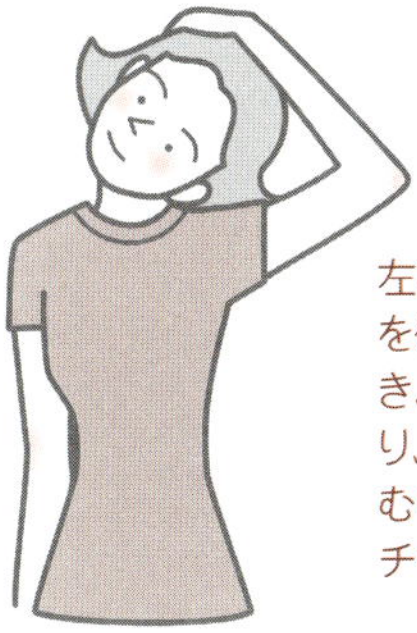
左右両側の首すじを伸ばす。このとき、腕がしびれたり、首や背中が痛む場合はストレッチをやめましょう!

ストレッチ2

1 両手で後頭部を抱え、上体を倒し、イスの下から後ろを見るようにして、後頭部を押し、首をよく伸ばします。10秒間、5回行ってください。

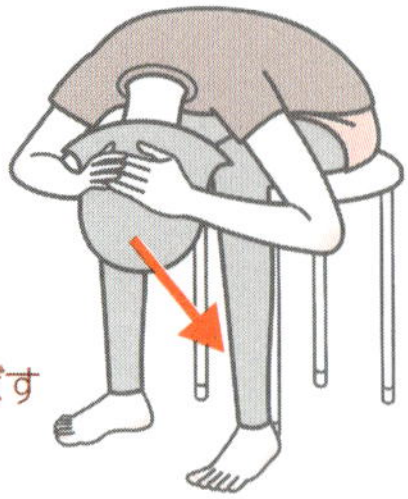
首の後ろを伸ばす

ストレッチ3

1 タオルを用意して、正しい姿勢でイスに座ります。両手でタオルを持って、首の後ろ側に当てます。

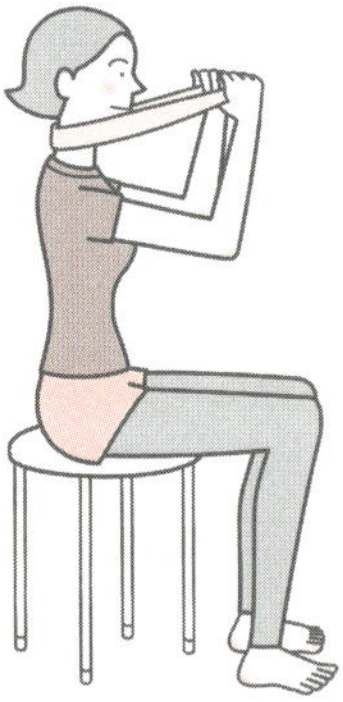
❶
タオルを
首に
かける

2 天井を見るようにして頸椎全体を伸ばすことを意識してください。それに合わせて、タオルを前方に引きます。

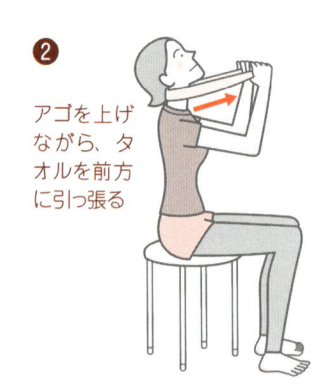

3 タオルは軽く前に引いたままアゴを上げ、胸を張りながら、顔を右斜め上に向けます。この状態で5秒とめ、リラックスします。次は左斜め上を見ます。これを5〜10回繰り返します。

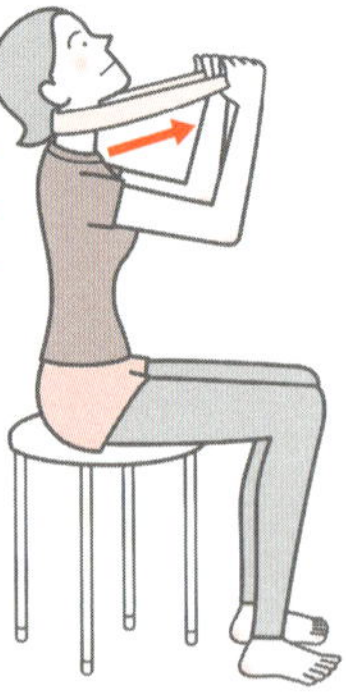
❷
アゴを上げ
ながら、タ
オルを前方
に引っ張る

自律神経を整える普段の姿勢

普段の姿勢もとても重要です。前述したように、今はデスクワークやパソコン、スマホなどの環境によって、姿勢が崩れた人が多く、それが全体の不調（自律神経の失調）につながっている場合がほとんどなのです。

自律神経を整えるためには、普段のよい姿勢が欠かせません。姿勢がよくなるだけで、呼吸がしやすくなり、それだけでもずいぶん楽になります。自律神経でいえば、「吸う」のが「交感神経」であり、「吐く」のが「副交感神経」です。両方がしっかり深くできていれば、血行もよくなり、体中に酸素や栄養素、各種ホルモンがいきわたり、体がイキイキし始めるのです。

まずは、鏡に全身を映して姿勢のチェックをしてみましょう。

悪い姿勢は、正面から見ると両手の甲が見えています。横から見ると猫背になっている場合が多く、さらに、肩の位置が前に巻き込まれ過ぎています。そのまま手を前に上げていくとパソコンを使っているときの手の位置になりませんか。これがパソコンによって姿勢が崩れる理由です。この巻き込んだ肩を正しくすることから始めましょう。

では、そのまま次のように体を動かしてください。

❶腕の力は抜いたまま、両肩をすくめるように上げます。

❷肩甲骨を寄せることを意識して、両肩を後ろに引きます。

❸そこからストンと両肩を下げると、ちょうどいい姿勢になっています。

姿勢チェックを習慣にしましょう!

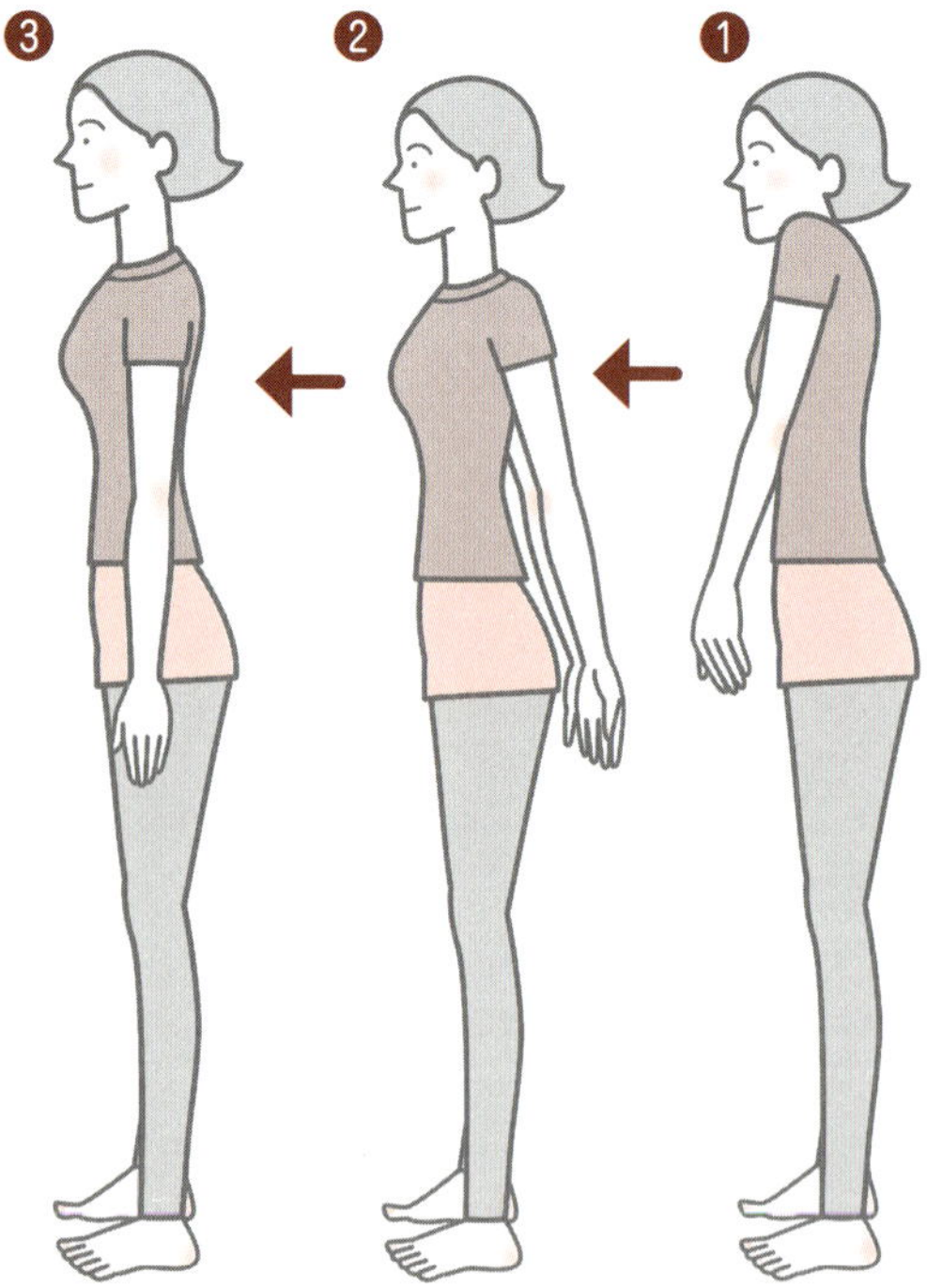

鏡の前で繰り返し行い、横からの姿勢をチェックし、腰が反り返っていないかを見てください。姿勢は、気を抜くといつの間にか元に戻っているものです。着替えの際などに、自分の姿勢をチェックして、悪い姿勢になっていたら、すぐにこのエクササイズをやってみましょう。

気づいたときに、いつでも行ってほしいのですが、多分忘れてしまうと思われるので、「三〇分に一回は鏡を見る」という行動管理をすることが大切です。結果にこだわるならば、プロセスを大事にしましょう。

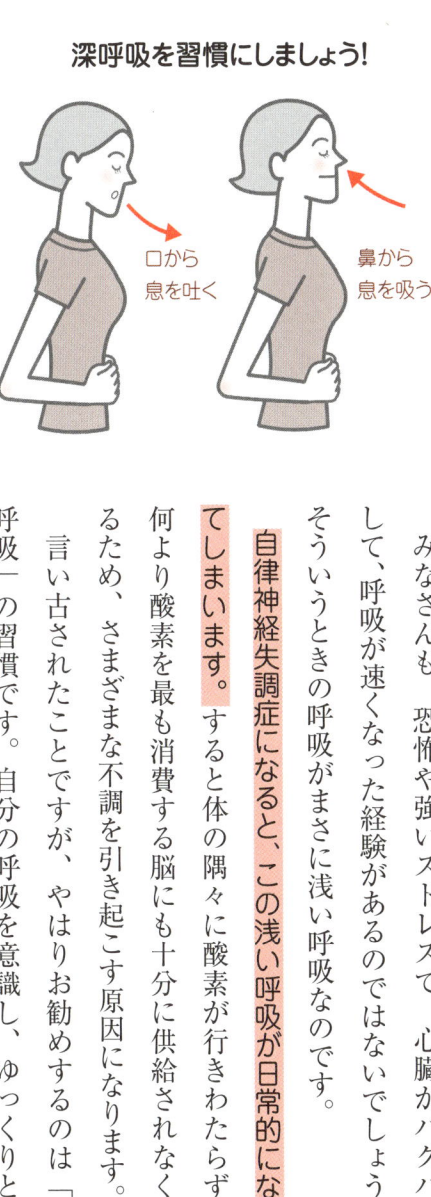

自律神経を健やかに保つために「深呼吸」の習慣を

姿勢とは、少し外れますが、**自律神経と呼吸は非常に密接な関係です。吸うのが交感神経、そして吐くのが副交感神経の働きによります。**そして、ストレスがかかると、人間は呼吸を少しの間止めたり、浅い呼吸になりがちです。交感神経の高まりによって、吸うほうばかりが活性化し、吐くことが疎《おろそ》かになって過呼吸に近い症状が出ることもあるでしょう。

深呼吸を習慣にしましょう!

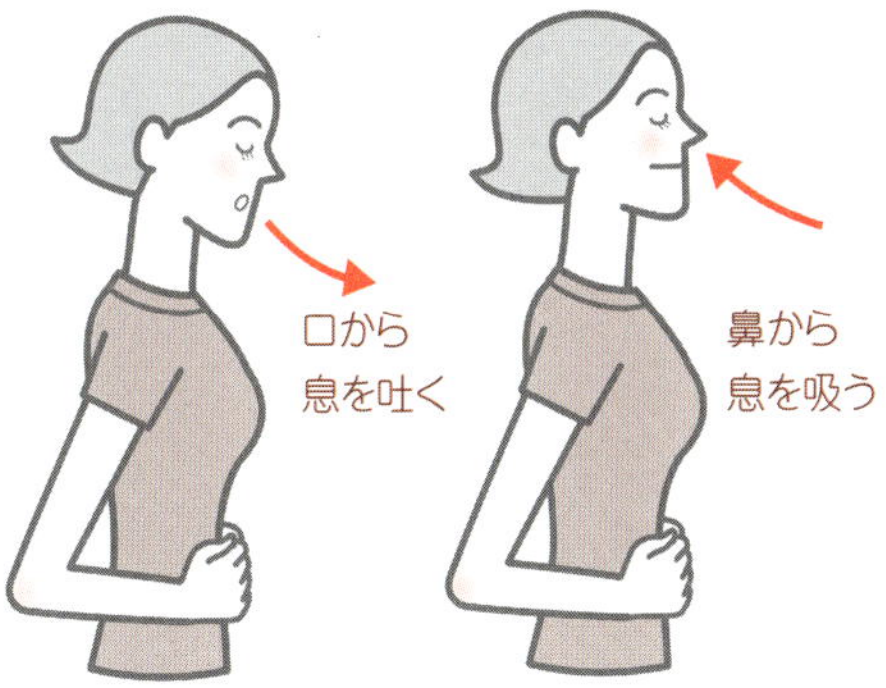

みなさんも、恐怖や強いストレスで、心臓がバクバクして、呼吸が速くなった経験があるのではないでしょうか。そういうときの呼吸がまさに浅い呼吸なのです。**自律神経失調症になると、この浅い呼吸が日常的になってしまいます。**すると体の隅々に酸素が行きわたらず、何より酸素を最も消費する脳にも十分に供給されなくなるため、さまざまな不調を引き起こす原因になります。

言い古されたことですが、やはりお勧めするのは「深呼吸」の習慣です。自分の呼吸を意識し、ゆっくりと息を吸って吐くことを数回繰り返します。時間がなければ、仕事や家事の合間に一分でも構いません。またはトイレから出たら必ず深呼吸をするなど、タイミングを決めて取り組みましょう。

深呼吸の効用の一例をご紹介しましょう。

人間は、「行動」を変えると、「感情」や「思考」が変わります。例えば子どもが言うことを聞かないとき、「なんでこの子は私の言うことを聞かないのだろう。育て方を間違ったのだろうか」と「思考」し、次に怒りの「感情」がふつふつと湧いてきます。すると「怒鳴《どな》りつける」などの「行動」を起こし、同時に肉体の生理反応も関連して乱れ、顔が赤くなったり、呼吸が速くなったりします。そんな場面で自律神経を健やかに保つために、私がお勧めするのは、「行動」を変えることです。感情をぶつける前に、「深呼吸をする」という「行動」を入れることで、怒りは多少収まりますし、落ち着いて状況を整理し、深く思考することができます。

もちろん、子どもが悪いことをすれば叱るのは当然ですが、怒りが収まれば、ゆっくりと落ち着いて、何が悪いのかを説明することができるでしょう。一方的に怒られた子どもは、恐怖や反発心から、反省したり学習したりすることはありません。しかし、じっくり説明されれば理解もするし、次から行動を変えることでしょう。

「感情に任せて叱っても無駄だから怒らない」と決める「思考管理」も有効です。

ストレートネックを緩和する普段の姿勢

55ページでご紹介したストレートネックかどうかのチェックは、すでに済んでいるかと思います。

前述したように、ストレートネックはパソコンやスマホなどを多用するようになった環境の変化も関係しているようですが、一番の原因は「反り腰」だと私は考えます。

この「反り腰」の原因の多くは、腹筋の弱さにあるようです。腹筋が弱いので腰が反り返りやすく、背中がお尻より後ろにくる。顔は前を向こうとし、背中から上部が前に出て、「巻き肩・突っ込み首」のような状態になります。これは、頸椎が正常にカーブしていては顔が上を向いてしまうことによるものです。このとき、頸椎は本来のカーブを失い、真っすぐ＝ストレートになっている、というわけです。

反り腰にならないために

「反り腰」の人の立ち姿

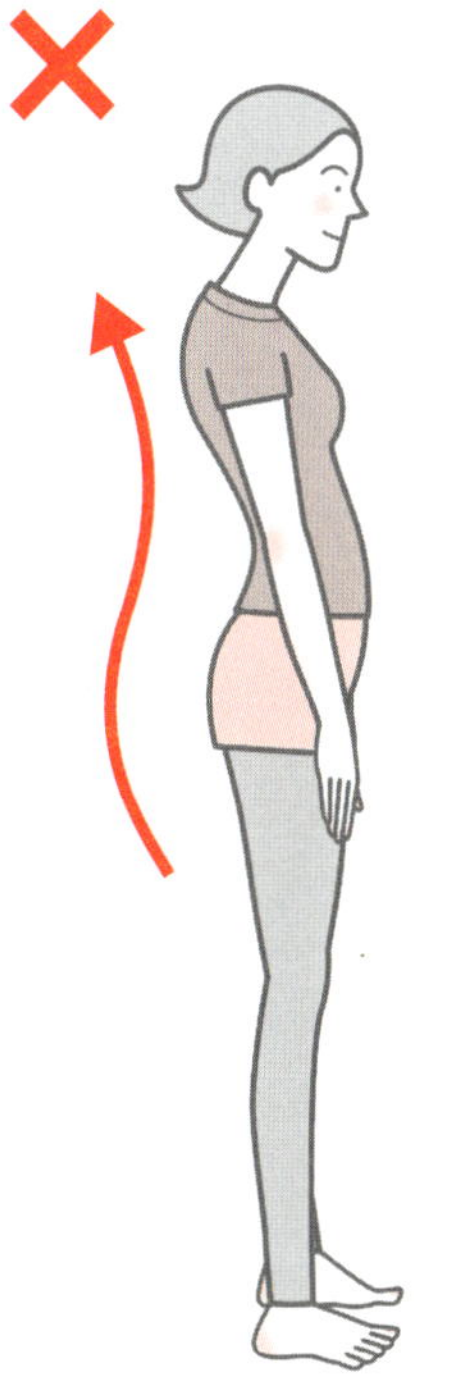

は、まずは腹筋を鍛えることです。このあと、いくつかの筋トレの中でも紹介していますので、参考にしてください。

次に、意識してよい姿勢を保つことが重要ですが、これがなかなか至難の業ですね。でも、ひとつ言いたいのはよい姿勢の「完成型のイメージ」をもってほしい、ということです。そもそも、よい姿勢って、なんとなくわかるけれど、漠然としているという人が多いと思うのです。同じ「気をつけ」をしても、よい姿勢になる人もいれば、肩に力が入りすぎていかり肩になったり、胸を張りすぎたり、それこそ反り腰になってしまう人が多く見られます。

よい姿勢とは、「やや前傾になった姿勢」です。それでは正しい姿勢を体に覚えさせましょう。

❶まず立ってみる。ややつま先が浮いているような感じがしませんか？
　そこから、腰はそのままに、段々とつま先側に体重を移動させる。
❷そのまま胸を開く感じで、肩甲骨を寄せる。
❸最後に、アゴを引く。

どうですか。腹筋、特に下腹に力が入るでしょう。これが腹筋を支えにしてしっかり立っている状態です。

首周辺を柔らかくする「首コリ、肩コリ」改善ストレッチ

首の周辺の筋肉は、大変固まりやすく、首から肩までこっているという人がとても多いものです。これは頸椎のズレを筋肉で補おうとするため、必然的に筋肉に無理な力がかかっているためです。

もちろん、ストレートネックの人は、ほぼ例外なく首周辺の筋肉がこり固まっています。首の筋肉は長いもので背中まで伸びています。腕を動かす筋肉も強靭で、前側の大胸筋は肋骨全体を覆うほどの大きさですし、後ろ側の広背筋はなんと骨盤まで伸びています。

84ページで紹介した「首押しメソッド」の効果を高めるためにも、首、肩周辺の筋肉を日常的に動かすようにしてください。下部頸椎は頭の重さで常に押さえつけられているので、いつも同じ場所に集中する頭からの圧力を、首を動かすことによって、一時的に分散させることも大切です。

こんな毎日の取り組みがあれば、指で押す場所は正確でなくても大丈夫です。首の後ろ側は筋肉のカタマリなので、少し手指の位置が違ったとしても、必ず何かの筋肉に当たっているからです。

ストレッチ１

1 壁の隅の前に立ち、壁から10センチほど離れて横向きに立ちます。

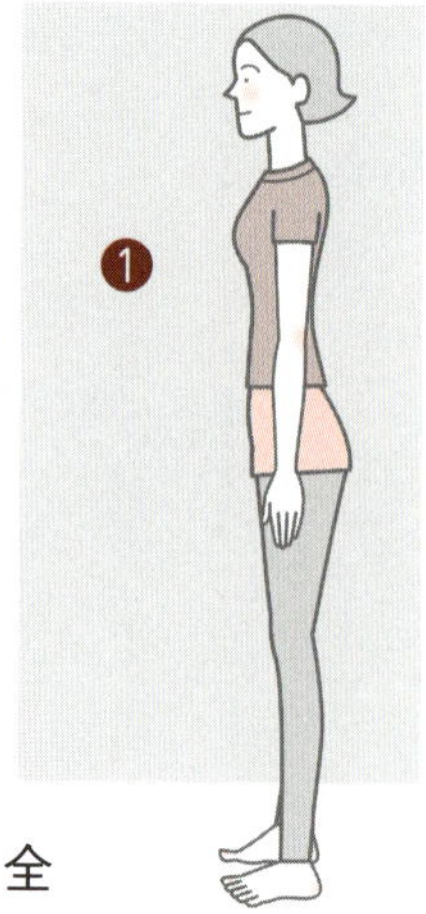
壁の前に立つ

2 まず、右手を後ろに平行に伸ばし、壁の隅を掴みます。

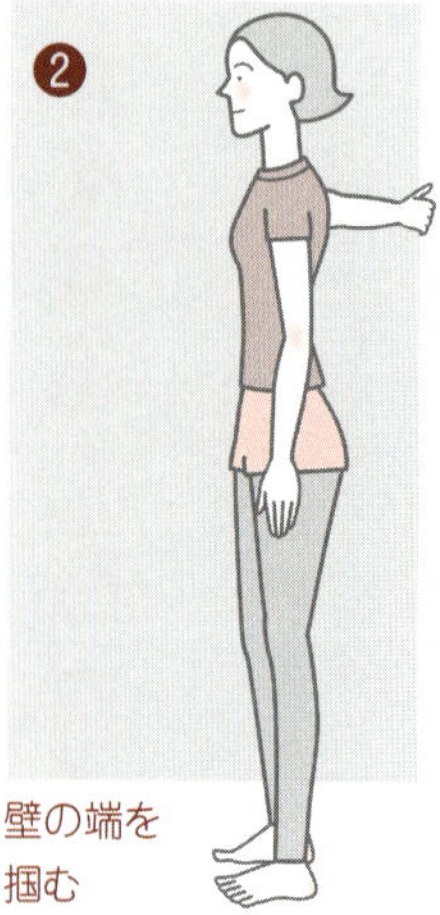
壁の端を掴む

3 壁側に体を押しつけながら、全身を左にゆっくり回転させます。

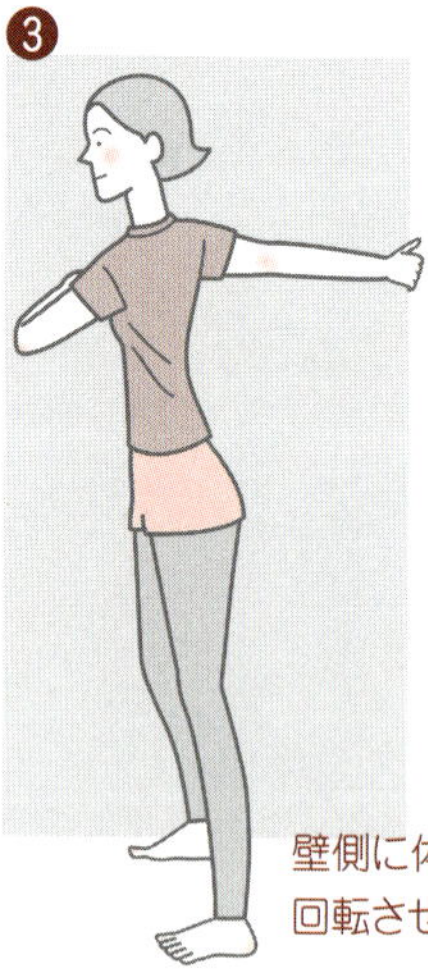
壁側に体を回転させる

4 このとき、右の大胸筋が引き伸ばされています。

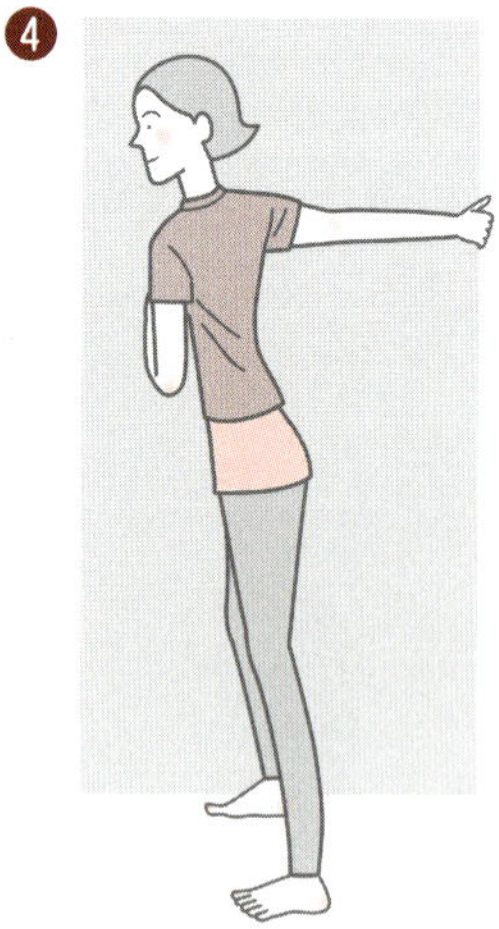

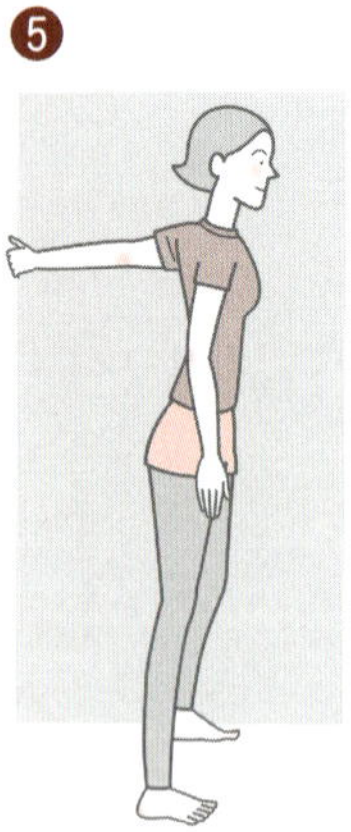

5 壁の場所を変えて、反対側も同様に行なってください。

ストレッチ2

1 テーブルや机などの前に立って、両手を後ろにつきます。

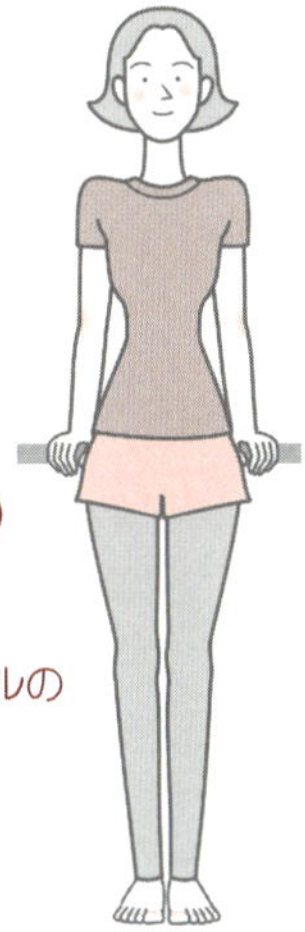

❶

机やテーブルの前に立つ

2 そのまま、ゆっくり体重をかけながら膝を曲げて上体を沈みこませます。

❷

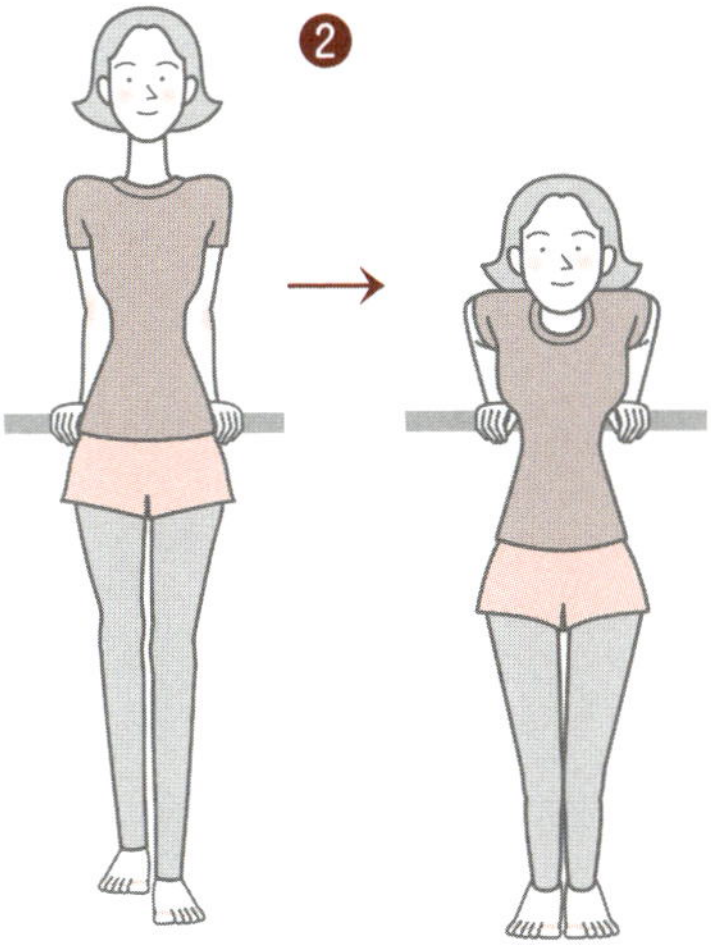

ゆっくりと膝を曲げていく

3 このとき、肩甲骨がはがれ、背中のコリにアプローチします。

❸

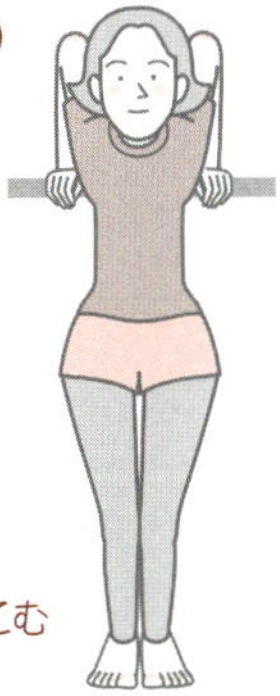

さらに沈みこむ

❹

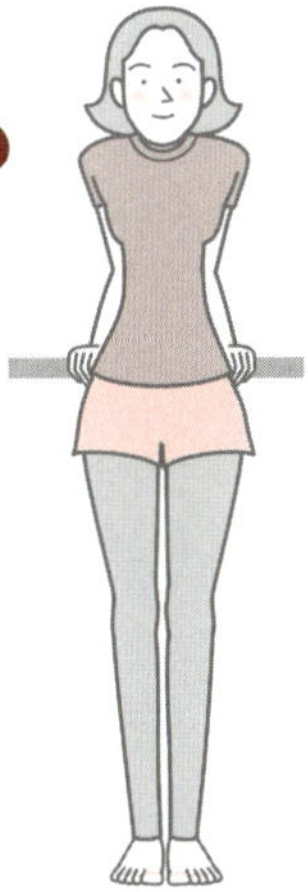

膝を伸ばしていく

4 数秒そのままにして、元の状態に戻ります。

ストレッチ3

1 仰向けに寝て、右足を体の左に伸ばして体を少しひねります。右肩が少し浮き上がります。

2 右手を斜め上に手のひらを天井に向けて伸ばします。

3 さらに右手のひらをやや足の方に向けて脇をとじるように、ゆっくり下げてきます。ひじは曲げません。

4 今度は手のひらをやや頭のほうにねじって、バンザイをするようにゆっくりと上げてきます。この動きを1分ほど続けてください。次に反対の左足をねじって左手を同じように動かします。

❶

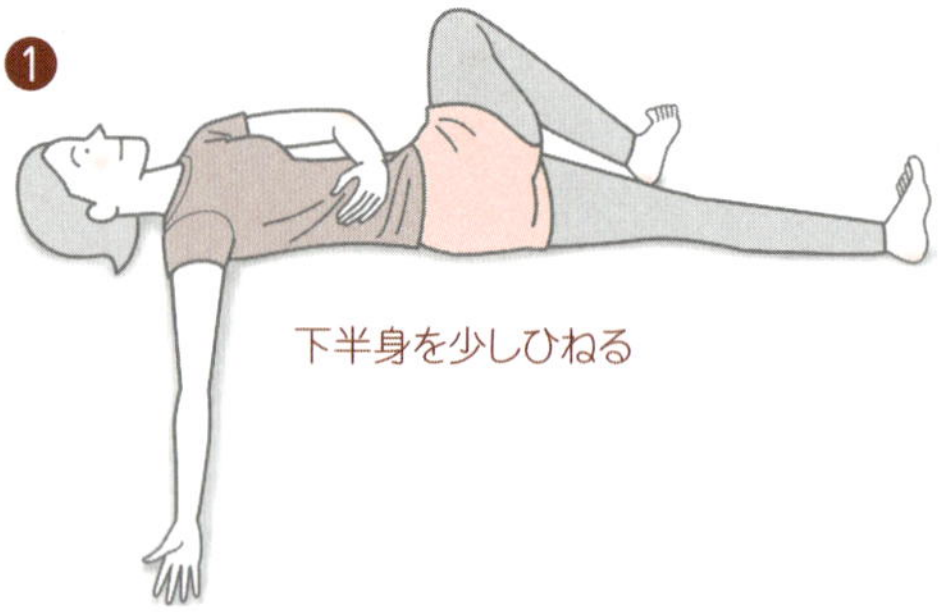
下半身を少しひねる

❷

斜め上に腕を上げる

❸

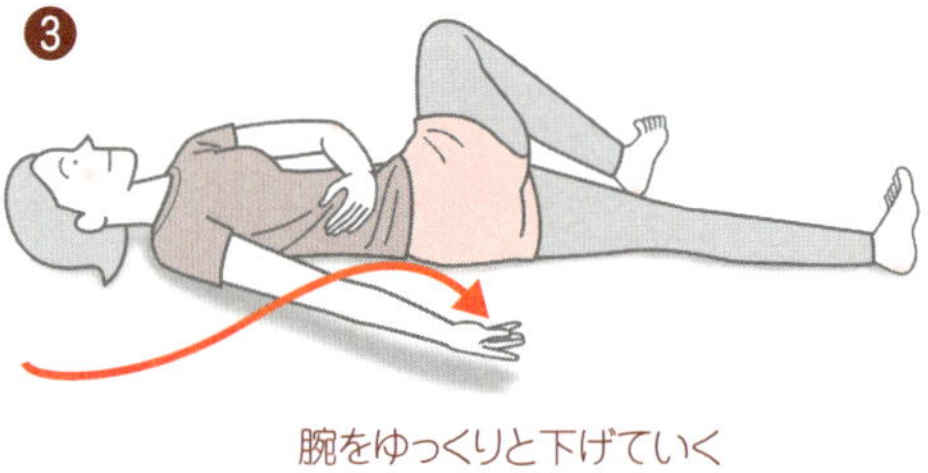
腕をゆっくりと下げていく

❹

腕をゆっくりと上げていく

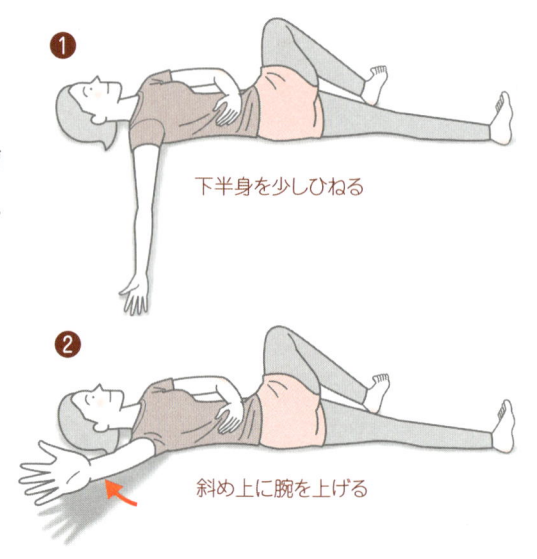

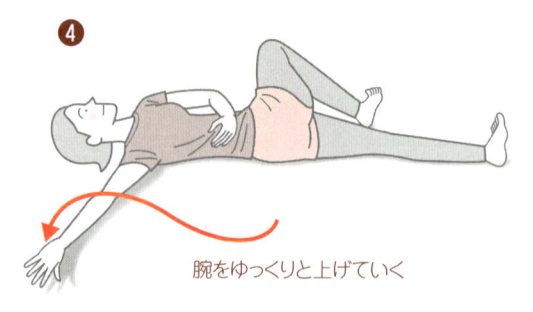

首周辺を鍛える簡単筋トレ

繰り返しますが、頸椎は非常にズレやすくできています。ただし首周辺の筋肉を鍛えることで、ある程度は首のズレを防止することができます。短時間でできるので習慣にしてください。

首すじ筋トレ

1 イスに座って、おでこに手を当てます。その手を押すように、頭で手を真っすぐ押し込みます。このとき、手にも力を入れて頭が前にいかないように抵抗をかけます。20秒ほど続けます。少し休んで、3回ほど繰り返しましょう。

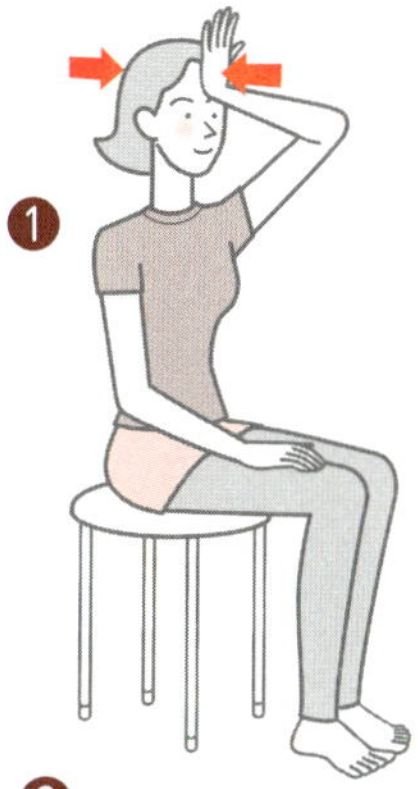

2 今度は両手を後頭部の後ろに組んで、この手を頭で押し戻します。

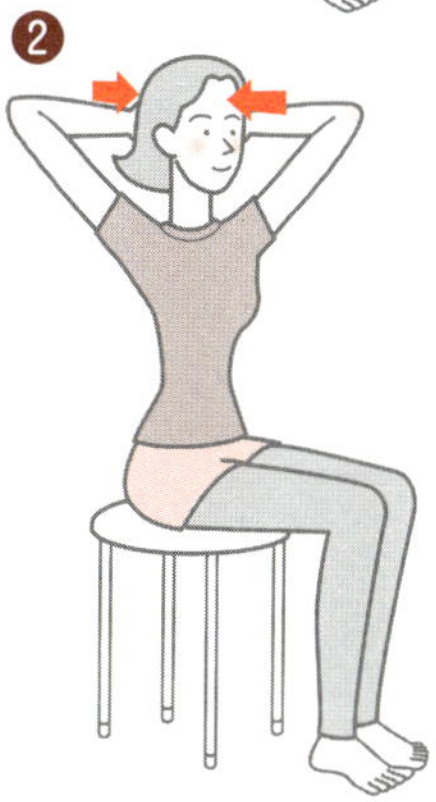

3 首の横側を鍛えるため、右手を右側頭部に当て、頭で真横に押し戻します。このときも右手に力を入れて抵抗をかけます。20秒続けて、次は左手を左側頭部に当て、同様に20秒続けます。この抵抗運動を左右3回ずつ行います。

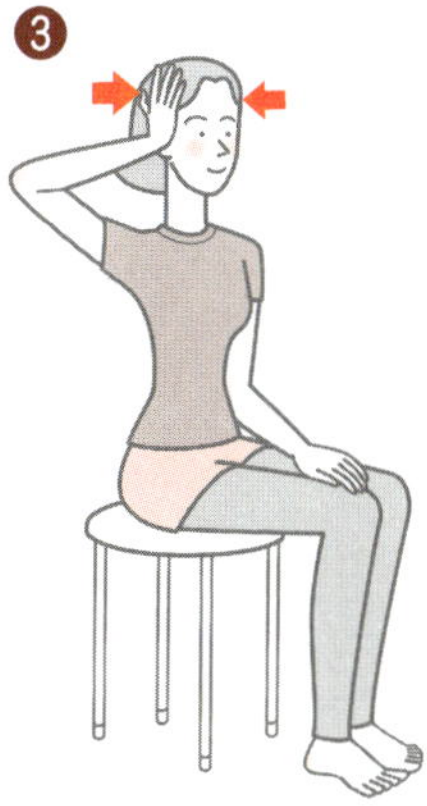

できれば毎日やりたい、その他のエクササイズ

筋肉には、体を動かすために働く外側の筋肉と、動作や作業をする際に安定した姿勢を保ち、バランスをとる深層部の筋肉までいろいろあります。これらをバランスよく鍛えることが重要です。

そこで、さまざまな本に書いてある基本的なエクササイズになりますが、「腹筋」「背筋」「スクワット」はぜひ、みなさんにやっていただきたいものです。

いくら、首を整えても、肝心の筋力が衰えていては体が動きません。言わばこの中心と末端の関係が大変重要なのです。

できれば一日五分でも一〇分でも結構です。これをやるかやらないかで、五年後、一〇年後の肉体の状態に大きな差が出ていることでしょう。

それでは、それぞれの正しいやり方を解説します。

腹筋エクササイズのコツ

1 仰向けに寝て、ひざは必ず曲げ、軽く両手で頭を支えます。

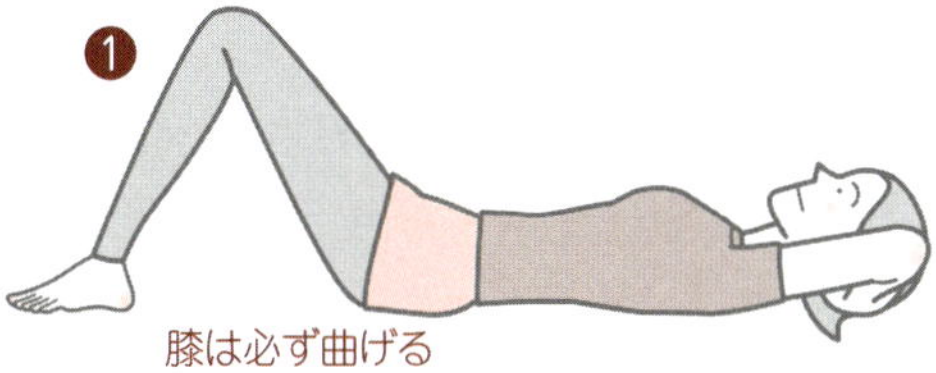

2 おへそをのぞき込むように息を吐きながら上体を起こします。

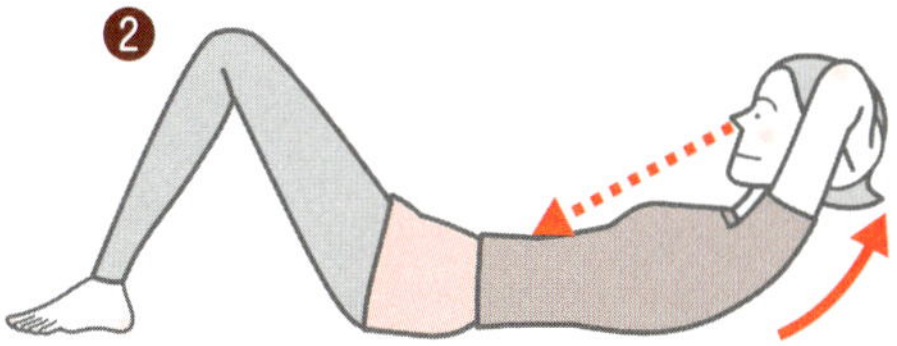

背筋エクササイズのコツ

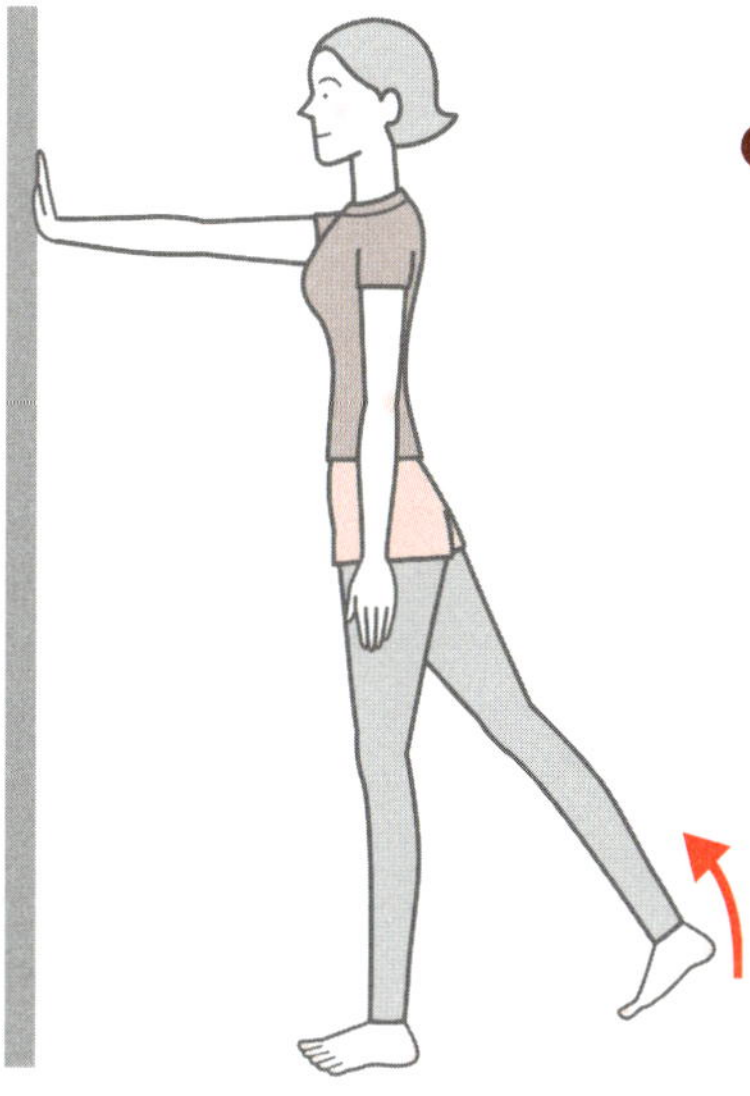

●さまざまなやり方がありますが、無理をせず、立って壁を利用しましょう。

まず右手を壁について膝を伸ばしたまま、右足を後方へ上げて、そままま10秒間止めておきます。左足も同様に行ってください。

スクワットのコツ

1 足を真っ直ぐ正面に向け、肩幅で立って、なるべく膝がつま先より出ないように注意してください。お尻をそのまま落とすイメージを持ちましょう。辛い人は、膝を少し曲げるだけでもかまいません。

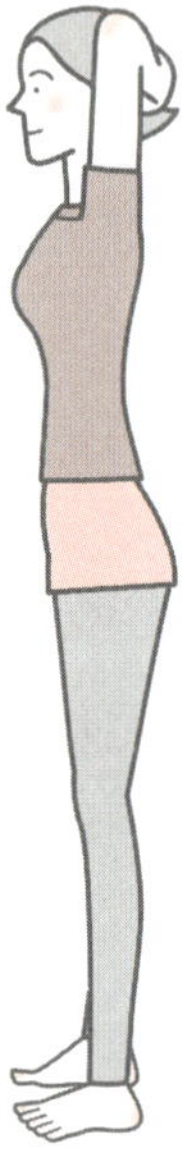

2 ゆっくりと膝を曲げていきます。呼吸を止めないようにしましょう。ゆっくり曲げて、ゆっくり伸ばす。ゆっくりと行うほうが効果があります。

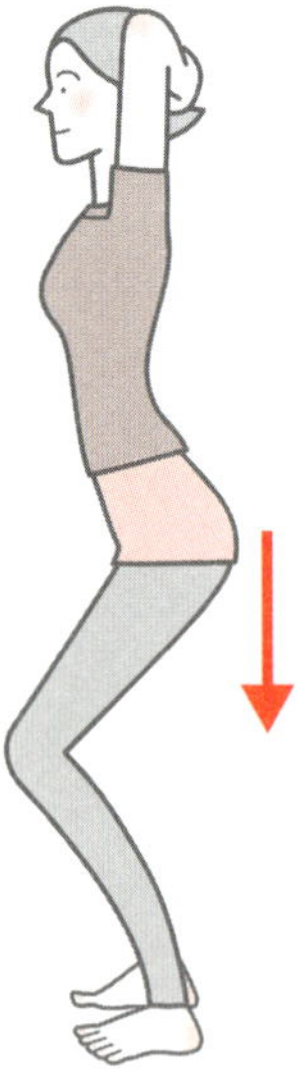

Part 4
首をゆがませない「生活習慣」

首をケアして「一生曲がらない背骨」をつくる

「Ｐａｒｔ３」では、「首のストレッチ」を中心に、自然治癒力を高めるためのストレッチや筋トレをご紹介しました。

「Ｐａｒｔ２」でご紹介したような首押しや、このストレッチなどによって、ストレートネックが改善に向かったり、自律神経が整うことで、体中のさまざまな不調や、イライラ、落ち込みなどの精神面に改善が見られれば素晴らしいことです。

ただし、せっかく体調や精神面が上向きになっても、もともと生活習慣に問題がある場合や、その習慣が症状を悪化させてしまう場合もあるでしょう。そういうときは、どこに問題点があり、どう改善していけばいいのかを考えていくことが必要です。そして、その対応策を考えればよいのです。

この「Ｐａｒｔ４」では、日々の運動や食事はもちろん、心のもち方や、意外に盲点になりがちな就寝時の寝具の影響や枕の選び方などについて、具体的にアドバイスしたいと思います。

ぜひ、「一生曲がらない背骨」をつくる参考にしてください。

①適度な運動――ウォーキングについて

運動が健康によいことは間違いありません。体は本来、動くようにできていて、個人差はありますが、一日当たりの適切な運動量があります。つまり、「運動は不足すると健康を損なう」ものです。

しかし、ここで盲点となるのが「運動は過多でも健康を損なう」ということです。「運動は健康維持に欠かせないもの」という思い込みがあります。もはや、現代では「常識」になっています。しかし、この言葉、間違いではありませんが、誤解されがちな言葉でもあるのです。

注意をしていただきたいのは、健康な状態にあるときと、体調不良にあるときでは、同じ運動でも、まったく意味合いが違ってくるということです。疲れがたまっていたり、どこかを痛めているときに体を動かすのは逆効果となるので、運動は万人向けの薬ではありません。

日常生活動作に支障がなく取り立てて気になる症状や痛みのない状態を、健康レベルの基準線としましょう。今の自分の健康レベルが良好ならば、基準線のさらに上を目指す、つまりもっと元気にパワフルな状態に上げていくには、適度な、あるいはややハードな運動がよいでしょう。

しかし、基準線を下回る不調のゾーンに入っているときには、あまり運動は必要ありません。むしろ、体調をさらに崩す原因となります。必要なのは、休息と治療なのです。

調子が悪いときに、思いついたように運動を始める人が多くいらっしゃいます。テレビの健康番組などで、不調に陥る大きな要素として「原因は運動不足」などと紹介されると、体調に関係なくその場で実行してしまったり……。

私の身近でも、よかれと思って行った運動によって、体の負担が増えてしまい、さらに症状を悪化させる方が大変多く見受けられます。

重要なのは、現在の自分の状態をよく観察、把握して、休むときにはしっかり休むこと。休んでも回復しないときは病院や治療院で症状に合った治療を受けることが大切です。

そして、体調が回復したあとに、治療に頼らず運動をするように切り替えていきましょう。

体調が戻ったのに、「週に一回は、健康維持のために治療に来てください」という治療院の言葉（営業トーク）は無視して、自分に合った適度な運動をする。そんな取り組みが効果的だと思います。

適度に体を動かすと血流がよくなるので、首や肩のコリの改善に役立ちます。

私は仕事柄、「何か健康にいい（症状を再発させないようにする）運動はありますか？」という質問を受けます。

「いい運動はたくさんあるのですが、まず、続けられる運動を選ぶべきですね」と答えます。そして「○○さんは、どんな運動が好きですか？　以前やっていた運動とか、何かありますか？」と質問します。

そんなやりとりから情報を集めて、もともと運動が好きではないということがわかった場合には、「とりあえず、歩いてみましょうか。それで体力がついてきたら、電柱から次の電柱までの間隔を走ってみてもいいでしょう」とか、「まず、歩きましょう。歩く前に軽く準備体操をするといいですよ」などとお伝えします。

「歩く」というと嫌がる人もいるので、あえて歩くといわずに「散歩」という言葉を使うこともあります。

例えば、「今の時期、散歩に出ると気持ちいいですよ～」「朝、散歩すると空気もよくて、そこで深呼吸をすると活力が得られますよ」などと。

あまり動かない人は、外に出るだけで気持ちが晴れ晴れしてきますし、自分の足で歩けるということが健康に対しての自信を与えてくれます。

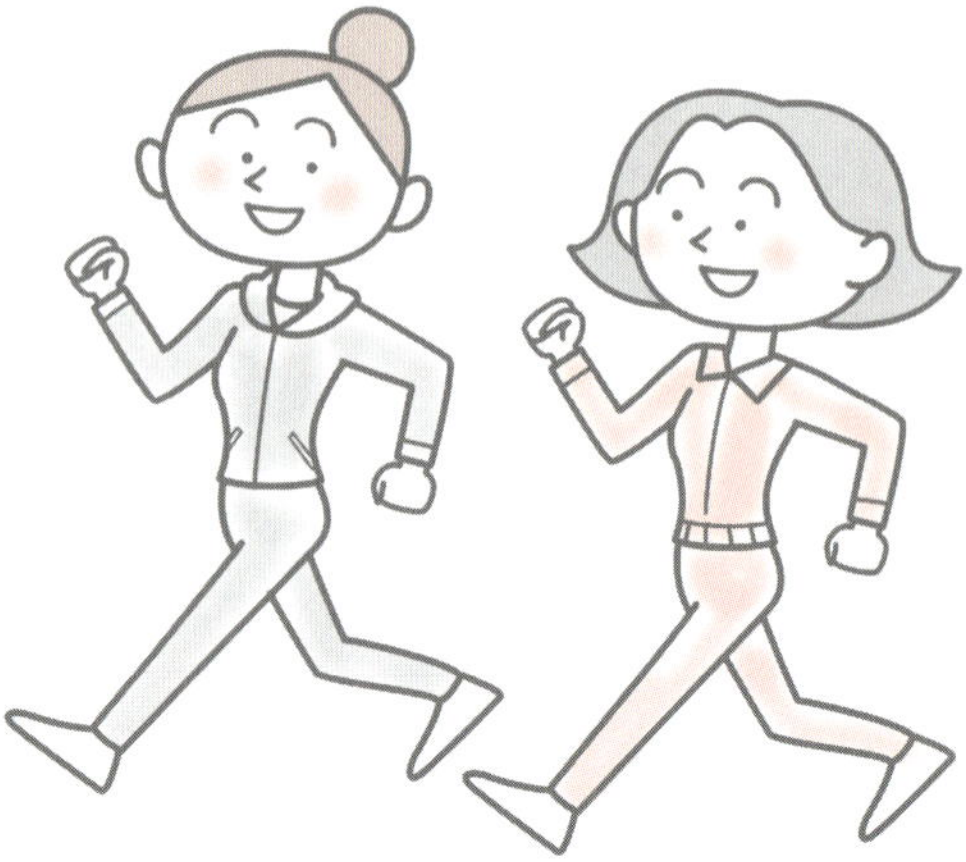

また、「途中で公園に寄ってスクワットや鉄棒で体を伸ばしたり、簡単な運動もできて体にもいいです。まずは散歩にでかけましょう」などとアドバイスもします。

みなさんも、何時間も歩く必要はありませんので、体に不調や痛みなどがない状態であれば、二日に一度くらい、四〇分程度を目処に取り組んでみましょう。それが「無理せず、楽しみながら」が続けるコツです。

ここで、歩行時のワンポイントアドバイス。

よく「かかとで着地して、つま先で蹴るように歩きましょう」と言われます。でも、あまり強く意識する必要はありません。

私からのアドバイスとしてはシンプルに、「なるべく足を真っ直ぐ前方に、遠くに出しましょう」ということだけです。それだけを意識すれば、自然と体は前傾姿勢になり、足はかかとから接地するからです。また、逆の足は、しっかり踏み出すので、つま先は自然に地面を蹴っています。

②敷布団の硬さと、枕の高さの重要性

睡眠は人生の三分の一を占め、その大切さが注目されています。睡眠の質を高める環境づくりも大切な要素。敷き布団や枕も睡眠に関わる大切なアイテムのひとつです。そして眠るときの姿勢も、首の状態に大きく影響するものですので、できれば自分に合ったものを使いたいものです。

眠る体勢としては、仰向けが安定していて一番よいでしょう。上向きで体を横たえると、背中は伸びますし、背骨にも左右のゆがみが出にくいからです。

しかし、一般に人はひと晩に一〇～二〇回もの寝返りをうっています。ずっと同じ姿勢を保つことは難しいのです。

つまり、しっかり計測して自分専用に作ったオーダーメイドの枕でも、寝返りによって頭のる場所が変わってしまって、最適な部分に収まらないということです。

加えて敷布団やマットレスなどの硬さ次第で体の沈み込み具合が違います。計測したときと条件が違うために誤差が生じることがあり、期待ほどの快眠効果を得られない場合も多いといえるでしょう。

敷布団の硬さによる背骨への影響

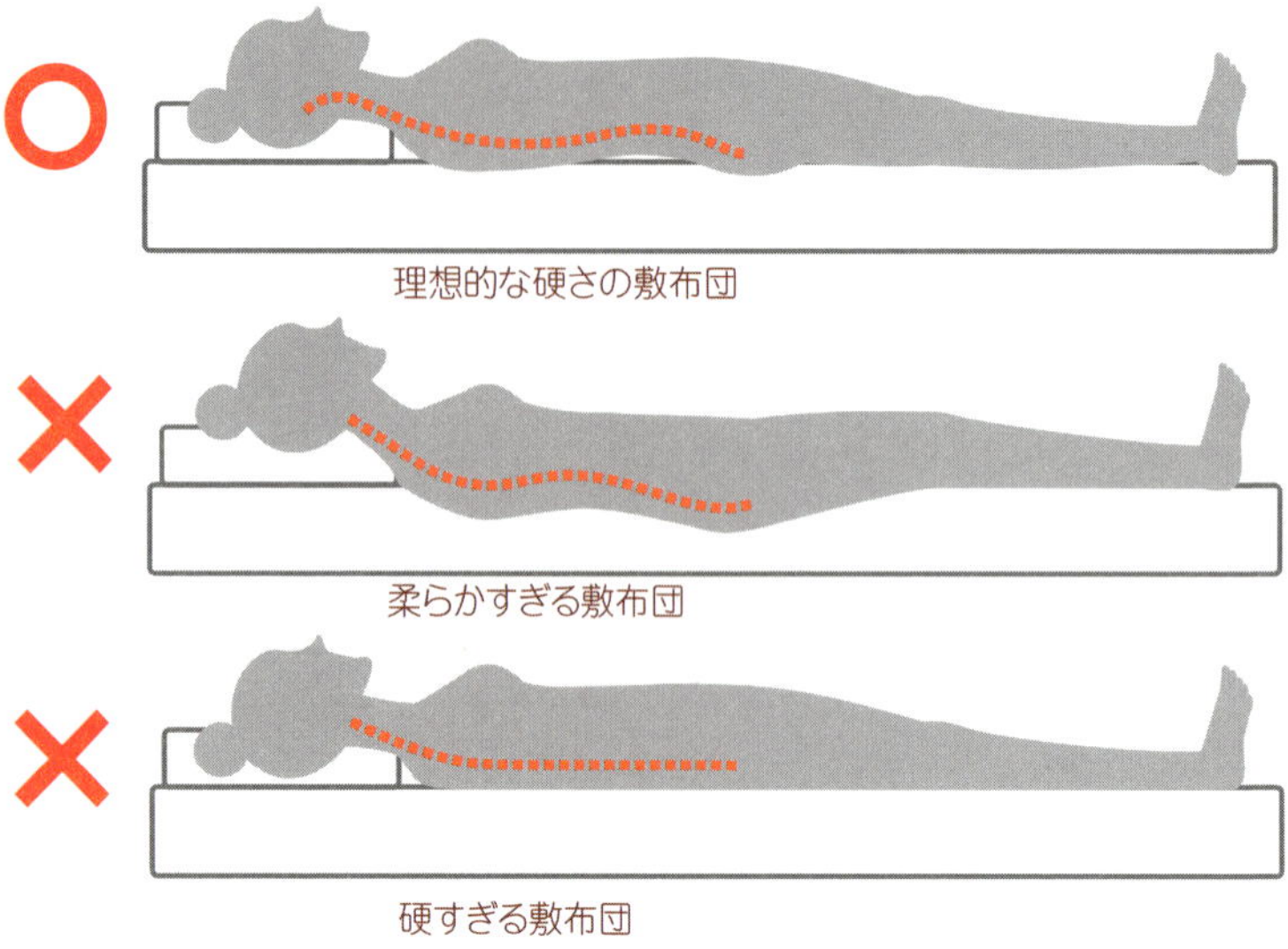
○
理想的な硬さの敷布団
×
柔らかすぎる敷布団
×
硬すぎる敷布団

敷布団の硬さと枕の高さとの組み合わせは無限にあるのですが、自分の体の特徴（体型）をよく考え、寝返りが多い、いつも同じ向きで寝るなど、悪い寝方の習慣の改善方法を探っていきましょう。

やはり一番いいのは、仰向けに寝ることです。寝床との接地面積も大きくなるので、寝床にかかる体重も分散されて負担が軽減されます。

長い時間を同じ姿勢で過ごすのですから、できるだけよい姿勢を保ちたいものです。

ここで、横向きに寝ることのデメリットを挙げてみます。

まず、何よりも首への負担があることで

横向きによって生じる背骨の歪み

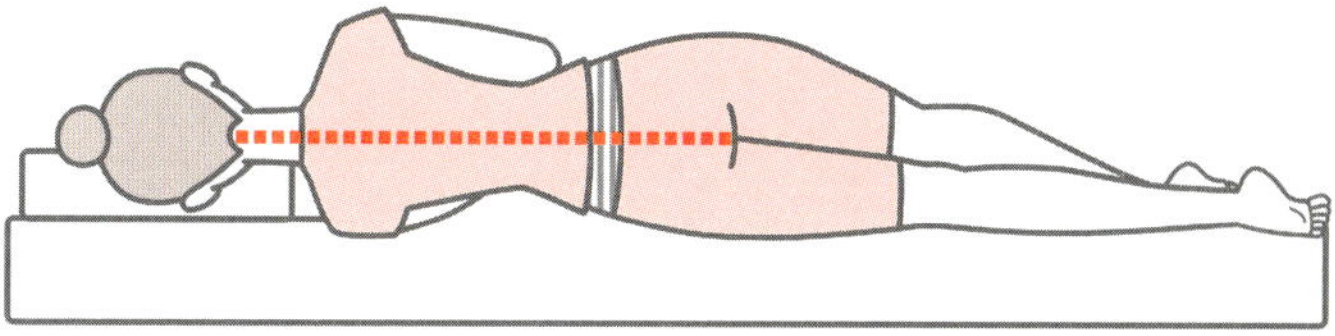

横向きに寝るときも、背骨は真っすぐが理想なのだが……

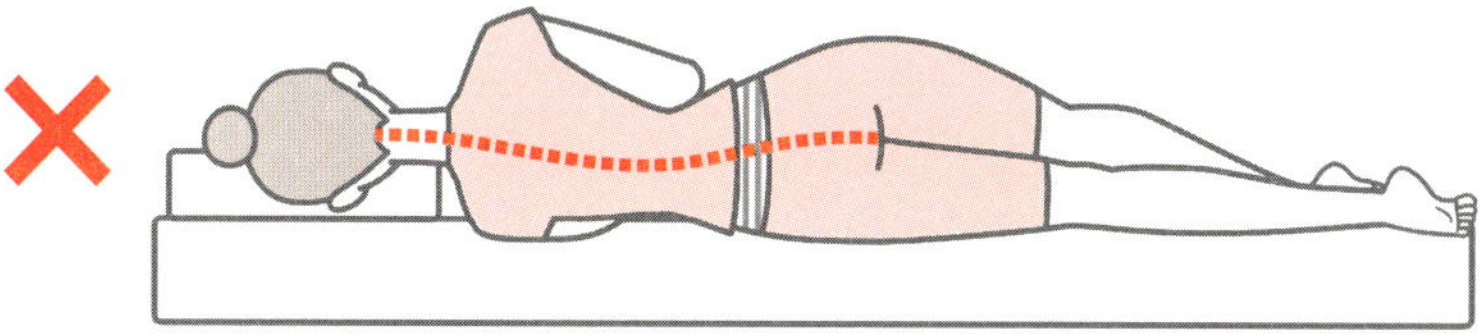

肩や腰が圧迫される

す。一般的な枕では、肩幅に相当する高さがないので首が曲がります。これは当然、筋肉を傷めやすくなり、頸椎にも大きな負担をかけることになります。

首以外にも影響があります。腰の辺りです。通常、ウエストよりも骨盤の幅が広いので、横向きに寝ると出っ張った骨盤が突き上げられます。

いつも同じ方向（右上、または左上）で横向きに寝ていると、下側にしているウエストラインが消失して、逆側の骨盤が飛び出してきます。

こうなると体のバランスはかなり崩れ、あらゆる場所に痛みやコリなどがあらわれ、不調につながります。

また、お尻が平均よりも大きい人や、尾てい骨が出っ張っている人は、腰椎が前湾しています。ですから、仰向けで寝ると腰の前湾が消失し、長時間その姿勢で寝ていると腰が痛くなるということが起こります。

横向きに慣れていて、横向きでなければ眠れない、眠りづらいという人もいらっしゃることでしょう。

いつも横向きで寝る人はもちろん、ウエストサイズとヒップのサイズが大きく違う人や、尾てい骨が出っ張っている人は、柔らかめの敷布団、マットレスを使うと、体にかかる負担を少し和らげることができるでしょう。

改めて枕の重要性について話を戻します。

枕が正しくセットできていると、首に負担をかけないだけではなく、自律神経が安定し、体の隅々まで力が抜けます。よって、寝つきがよくなるのです。

実際に体の力が抜けたかどうかは、四五度に曲げた膝を左右くっつけたまま、右、左と倒す動作を五回ほど繰り返してみたり、枕に頭をのせ、鼻から大きく息を吸って、同じく鼻からゆっくり吐くという方法を試してみると自覚できます。

枕が高すぎると

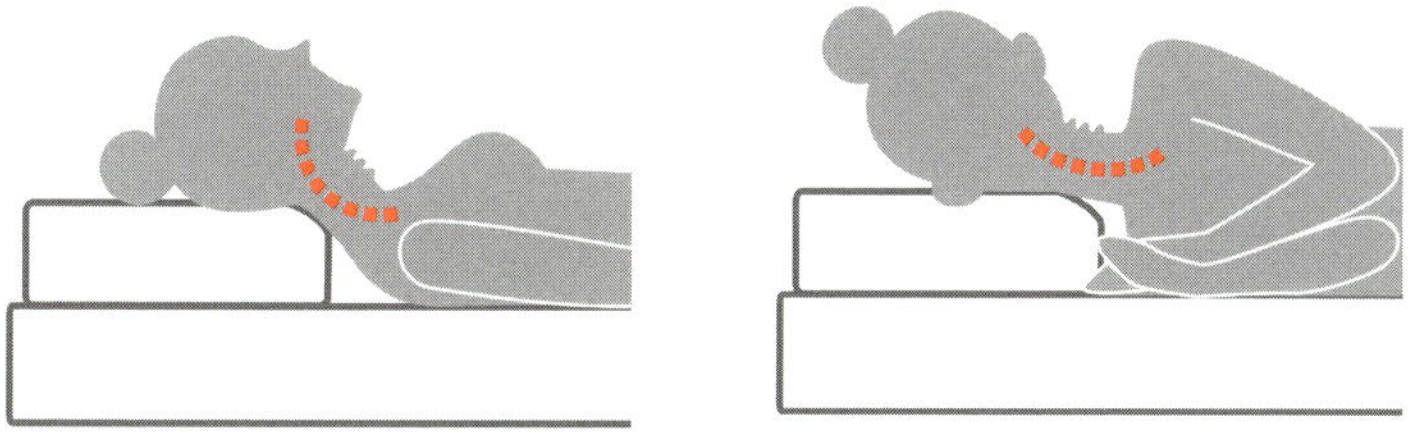

首や肩に負担がかかり、肩コリの原因になる

枕が低すぎると

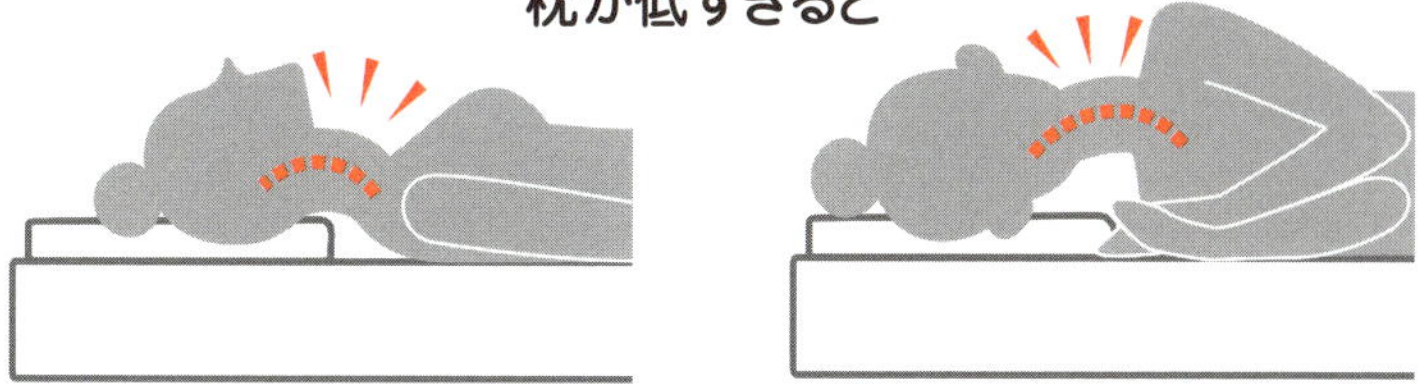

首が圧迫されて、頭痛やしびれなどの原因となる

枕は前述のように、オーダーメイドよりも自作することがベストです。その場合、タオルを使いますが、ベースに五センチくらいのやや硬めの平たい枕を用意するとよいでしょう。

自分に合った枕の作り方は、以下の通りです。

❶低めの枕に上向きに寝た状態で、膝を曲げて左右に倒す。

❷枕の上にタオルを一枚、また一枚と重ねていき、この膝の動きを繰り返す。

❸枕が自分にとってちょうどよい高さになると、膝が床につくぐらい体がねじれたり、あるいは仰向けのまま深呼吸をすると深く息を吸えたりする。

③「治りたい人が治る」――心のクセに気づき、ネガティブにさよなら！

悩みは必ず解決できます。どんな悩みだとしても、それが本当に解決したい悩みであれば。

なぜなら、悩みはすべて本人の解釈から生まれるからです。悩みの対象となる事柄に対して、それをどう捉えるかは本人次第なのです。まったく同じ事実があったとしても、一〇〇人いれば一〇〇通りの捉え方があります。そうなのです。あなたと同じ人生を送った人がいないように、あなたと同じ捉え方をしている人は、実は一人もいないのです。

つまり、あなたが本当に大切にしている「こと」や「モノ」が、あなたの身近な人にとっては、実はそれほどの価値や重要性をもたないことがしばしばあります。

そんな価値観の違いは、あらゆる場面において、人それぞれの行動パターンとしてあらわれてきます。同じ雨が降っても「喜ぶ人」と「腹を立てる人」。サッカーの日本代表が勝って「大喜びする人」と「全く関心のない人」。つまり、同じ物事を見ても、ポジティブにとるかネガティブにとるか、あるいは関心がないか、その三パターンしかありません。

ですから、日々、他人の言動や行動に腹を立てたり、人の目を気にするなんて、そんなこと

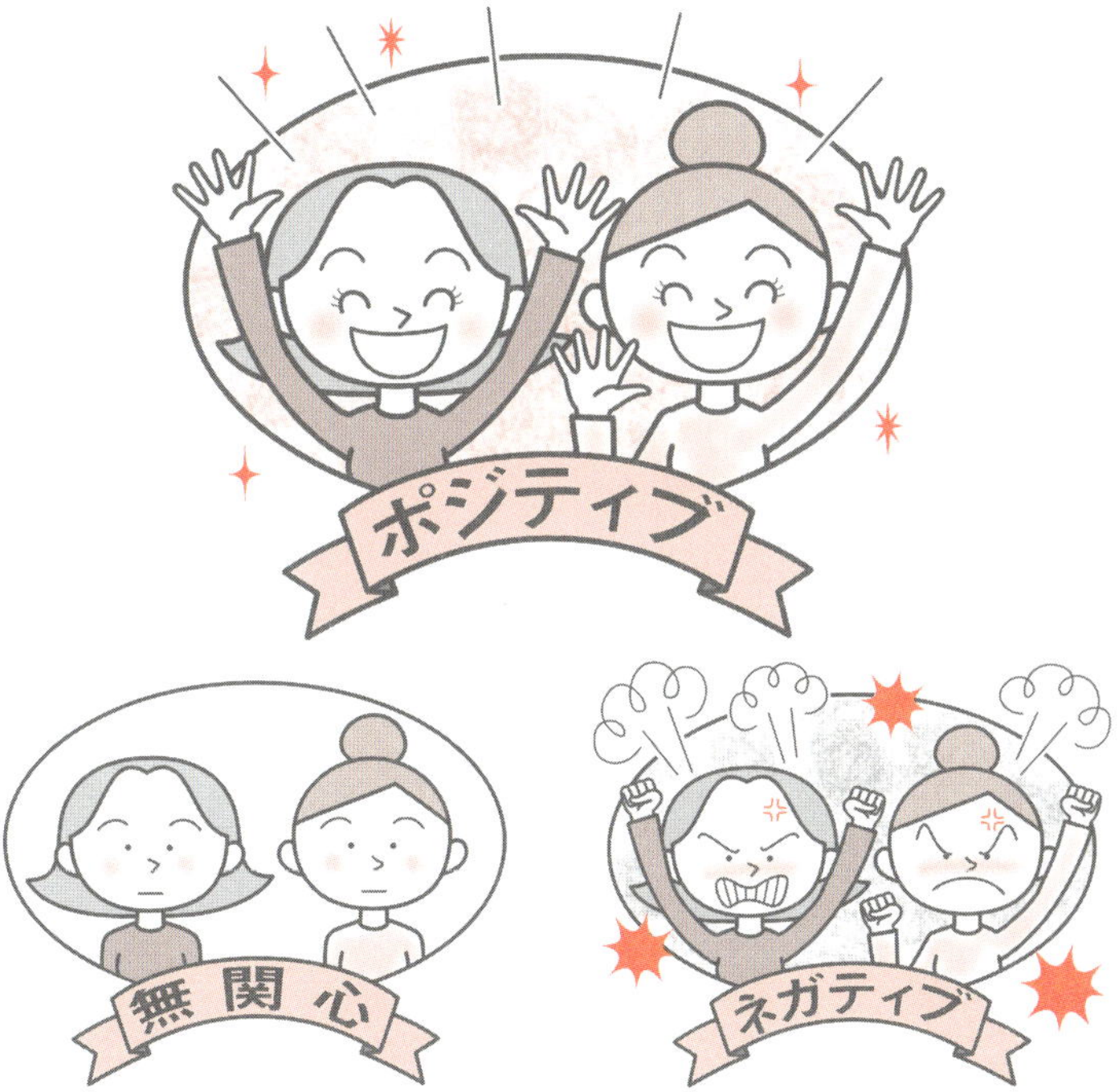

バカバカしいと思いませんか？　**人によって受け止め方が違うのですから、解決のしようもありません。**

結局、自分という価値観の中で堂々巡りをするばかり。加えて、過去と他人は変えられないという絶対的な事実があります。

変えられるのは自分だけなのです。

過去と他人は変えられないけど、そんな過去と他人に対する自分の評価や捉え方は変えられますね。

そして相手の立場に立ってみたり、広い視野で物事を見て、自分の捉え方（思考）を変えれば、自ずと悩みから解放されていくのです。自分が折れてしまったら負けだと思いますか？　でも相手は価値観が違うのです。悩んで苦しいのは自分です。自分を救えるのは自分だけなのです。

捉え方を変える口癖は、いろいろあります。

「過去と他人は変えられない。変えられることに目を向けよう」

これから始まって、それでも過去の悩みを引きずっているのならこの言葉です。

「自分と未来は変えられる。変えられるのは自分だけ」

そして自分が辛い経験を克服して人間的に一歩も二歩も成長できたことを宣言する言葉が、

「許してさしあげよう」

時には、信頼していた人の裏切りなど、どうしても許せない過去もあるかもしれません。そんなときにさらに自分の器の大きさをあらわす言葉が、

「人はみな弱い存在。誰だって不完全なんだから」

まず、口癖を変えること。すると、徐々に心も変わってきます。

このように、他人に対しては「許し」が重要だと思います。他人を許して救われるのは自分です。自分のために他人を許すのです。一方、自分が犯した過去の罪や恥はどう捉え直したらよいかというと、次のような言葉が浮かびます。

「あんな過去があるから、今の正直で誠実な自分がいる。次に出会う人には、常に感謝を込め

て、過去の償いとして、精一杯の真心を込めて向き合おう」なんだか、少し寄り道して、体には一切関係のない話になってしまいました。

ただ、首の不調も同じことがいえると思うのです。今のあなたの首、体に不調があるならば、その状況は、まさに過去の産物であり、悪くいえば自業自得、無知が招いた悲劇です。

あのとき、もっと早く治療していれば、もっと違う病院に行っていればと、いくら後悔してもしきれないという状況かもしれません。

そんなときは、誰になんといわれようとも、また「歳だから治らない、手遅れだ」といわれたとしても、過去に捉われず、まだ未来は変えられるということに注目して、体が喜ぶことに専念してください。

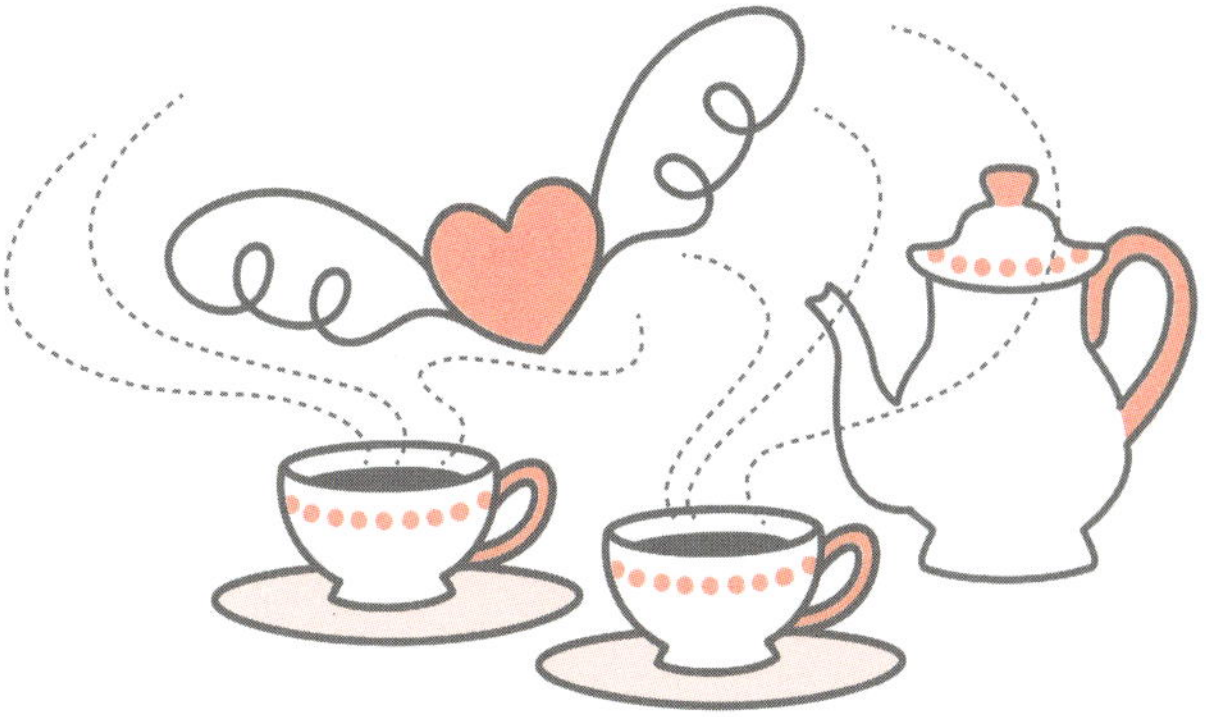

それでもすぐに結果が出なければ、「まだ治る時期じゃないみたい。でもきっと今よりも楽になる」――そう言い聞かせながら、前向きに根気強く改善していくことをお勧めします。

④食事などで気をつけること

食事も運動同様に健康の基本です。何を、どう、いつ食べるといいのか。それは、さまざまな書籍が出版されているので、そちらに譲ります。実際は何を食べるとよいかではなく、食べていけないものを食べないことが大切なのですが。

本書は、あくまで首や姿勢に起因する、自律神経失調症やストレートネック対策の本ですので、その観点から食事について書いてみます。

まず、姿勢という観点でいえば、肥満は大きな問題です。余分な脂肪がつくことで、筋肉に負担がかかり、その筋肉疲労が骨格に影響することがあるからです。

それだけではありません。例えば、中年太りなどでお腹が大きく出たりすると腹筋が弱ります。腹筋が弱まるからお腹が出る、ということもあります。いずれにしろ、このお腹が出ることがストレートネックの一因となる、というと驚かれるでしょうか。

腹筋が衰えると、反り腰になります。極端に背中が反った状態です。多くの人に姿勢よく立ってください、というと反り腰になります。そして、この腰の反り返りをより大きくするのが、「出腹型」の体型なのです。

なぜ、そうなるのでしょう。お腹が大きく前に張り出すと、腹腔内の臓器や脂肪の重さによって背骨が前方に引っ張られます。お腹が重いので腰が反り返るようになり、そのまま反り腰になります。その上、巻き肩、突っ込み首のストレートネックになってしまうのです。

つまり、食事において気にしていただきたいのは、お腹の出るような、肥満になるような食生活を送らないこと。**できるだけ油分や炭水化物を抑え、野菜中心の食生活を心がけていただければと思います。**また、ある程度の年齢になっても、適度なタンパク質を摂るように心がけましょう。日本人は、タンパク質が全世代的に不足しているというデータもあります。**タンパク質は筋肉をつくるので、姿勢とも密接な関係があります。**

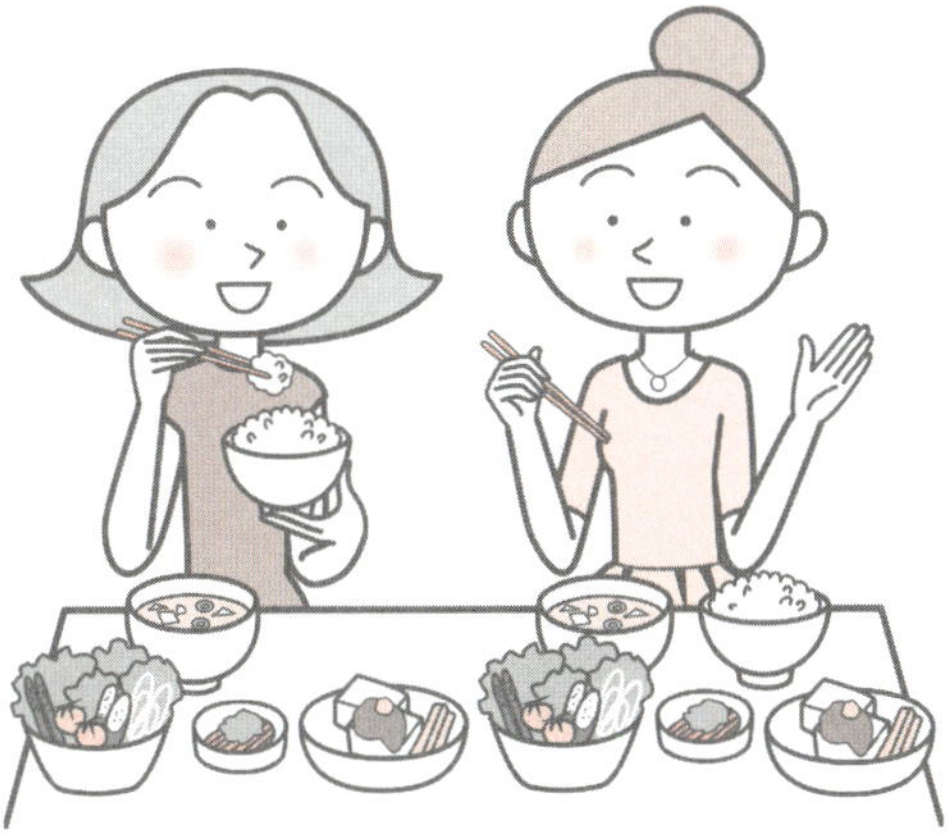

また、適度な飲酒はリラックス効果があるのでを飲んでもかまいませんが、コッテリしたものが食べたくなるような人は注意が必要ですね。締めのラーメンなどは、炭水化物や塩分の摂りすぎになりますし、胃にも負担をかけるので要注意です。

施術を受けた患者さんの声

山本ちはるさん／主婦・パート／42歳

一〇年以上前から、めまいや頭痛、肩コリに悩まされて整形外科に行きました。生まれつき頸椎がやや曲がっていると診断され、治療を受けましたが一向に改善せず、整体やカイロプラクティックに通って症状を落ち着けていました。

身内の紹介でオフィス・シマザキに行き、施術をしていただいて症状がかなり改善しました。体の状態を見てもらって、首を数回押されて横になるだけなので、最初は「これで大丈夫？」と思いましたが、不思議なことにこれまでになく調子がよくなったのです。

私の場合、受けてすぐは効果をあまり感じませんでしたが、しばらくするとめまいや頭痛がすっきり治まり、肩も楽になっています。今でも、月に一回くらいの頻度でメンテナンスのために通っています。

家事、子育て、パートと忙しい日々を送っているので、元気に毎日を過ごせることに感謝しています。

秋吉　恵さん／OL／28歳

高校時代から首コリ、肩コリがひどく、疲れると頭が重く痛み感じていました。それが就職してからは日常的に頭の重さが続くようになり、天気が悪いと起きられないぐらいの不調になりました。内科、耳鼻科、婦人科といくつかの病院をまわって、軽いウツかもしれないといわれたりしましたが、精神的なことではない気がしていました。

しかし、「あなたは首が悪いから」という神経内科の先生の紹介で島崎先生の治療院を受診したところ、「頭を強くぶつけたか、尻もちか、小・中学生の頃に強い衝撃を受けたことがありませんか?」と聞かれました。この不調の原因が、そんな前の出来事の影響を受けるのかと思いましたが、小学生のときに鉄棒から落ちたことがありました。

「首が悪いから首を治します。ほら、ここの動きが悪いでしょ。動かないのは関節がずれている証拠ですから」と、首の一箇所を押してもらいました。治療後はまず視界が明るくなり、首から肩が軽くなりました。「肩コリがなくなれば頭痛は治りますよ」、そうおっしゃる先生を信じて三回ほど通院すると、本当に頭の重さ、目の奥の痛みがなくなっていました。

首が悪いと見つけていただき島崎先生を紹介してくださった神経内科の医者さんと、島崎先生には本当に感謝しています。

沼田貞夫さん／会社員／60歳

なんとなく首が重い、腕がだるいと思っていたらどんどん痛くなって、夜も寝られないほどの激痛が右腕に出ました。病院ではレントゲンで首のヘルニアの可能性があるといわれ、MRIの検査をしたのですが、検査中も痛くて寝ていることができずに動いてしまいました。

とにかくこんなに痛いのは生まれて初めての体験で、痛み止めの薬やブロック注射をしても一向に改善せず、藁《わら》をもすがる思いで三時間かけて島崎先生を訪ねました。

「そんなに首が悪いのに、なんで左腕は痛くならないんでしょうね?」、島崎先生にそういわれ、確かに自分でも不思議に思っていたのでハッとしました。

「首が右に曲がっているからですね。ここを押すとシビレが増すでしょ?」

その場所を先生に的確に押されてさらに驚きました。今まで病院に行っても首を触ってもらったことがなかったからです。「だからここを戻せばいいんですよね」と、治療はあっけなく終わり、しばらく安静にしていましたが、最近こうしてじっと寝ていることさえできなかったのですから、ものすごい効果を実感しました。

その後は激痛が減り、重さやだるさもだんだんに減り、現在は今まで通り、腕も上がるし力も入り、本当に楽になりました。

田宮慎二さん／自営業／40歳

むち打ちで首を悪くして、その後遺症で肩コリ、首コリ、頭痛に悩まされていました。仕事もハードなので、ほぼ毎日が苦痛でした。そんなときに、仕事で東京に来た際に、ＦＭラジオで島崎先生のインタビューが流れました。

首の大切さと、逆に首が悪くなったときの問題やその対処法などをお話しされていて、首が悪かった私は、「これだ！　これしかない！」と直感的に閃《ひらめ》いて、すぐに治療を受けさせていただきました。

サーモグラフィーや等高線の写真などで検査していただくと、体は傾き、首は曲がり、肩の高さも骨盤の高さも左右で全く違う姿が写し出されました。島崎先生の触り方はとても的確で、「ここが頭痛を発生させている場所です。ここは手のしびれをつくる場所」。そういいながら首を押されると確かに頭がチリチリ痛んで、手がしびれてきました。うつ伏せで背骨を押されるとベッドがガシャンと音がして、少し痛いけど背骨が動いたのがわかりました。すると、足が高く上がるようになり、腕を上げても痛くなくなりました。

そしてさらに首を右から押されると、驚いたことに顎がスムーズに開き、脚の長さも揃いました。感動モノでした。それ以後かなり好調で、東京に来るときは、必ず治療を受けています。

おわりに

ここまでお読みいただきありがとうございました。この本を手にされた方は本当に体調が悪いはずでしょう。具体的には目が疲れやすく、活字を追うことも苦痛、読んでも頭に入ってこない、本を持っていると、その重さで腕や肩に負担がかかる、ストレートネックなのに、本を読むために下を向かなければならないのは本末転倒、そんな状況なのだと理解できています。

それでもあえて、そんな方たちにこそお伝えしたいことを書きました。どこかで最悪の状態が変わるターニングポイントがあるとすれば、少し苦痛を乗り越えたときだと、体験的にわかっています。みなさんが苦痛を乗り越え、ここまでお読みいだいたこと自体が、小さな変化であり改善の兆候であり、自分で自分を変えた瞬間なのかもしれません。そうだとしたら本当に素晴らしいことで、この先にある大きな変化に期待をもってよいと断言できます。

私は三〇年間、治療院の最前線で仕事をしてきました。その中でどうしても手におえないのが「自律神経失調症」でした。本当に手こずります。自律神経失調症という診断名でも、何をきっかけに悪くなったのか人それぞれ、症状も人それぞれ、出ている薬はほぼ同じ。しかし一様に改善できていない。病院で治らないから保険もきかない民間治療に、患者さんかそのご家族が助けを求めに来る。この三〇年間、患者さんから勉強させていただきました。

少し昔に「不定愁訴《しゅうそ》」という言葉が流行《はや》り、症状を聞くと「不定愁訴です」という曖昧なことをいう患者さんが多くいました。よく聞いてみると、あらわれる症状は決まっているし、症状が出るときもだいたい決まっていて、まったく不定ではないのです。ならば、症状が出ている場所の関連を、支配神経と筋肉、そして栄養血管の観点からちょっと手を入れてみる。そんなふうに切り口を変えることで改善できる自律神経失調症の患者さんが増えてきました。

自律神経失調症の方を、ざっくりと治りやすいタイプと治りにくいタイプに分けるとしたら、発症理由や症状の出る場所で差がつくのではなく、患者さん自身のパーソナリティ、価値観、ものの見方・考え方・捉え方が、治るか治らないかの差じゃないか?と思えてきました。

ポジティブな自律神経失調症の方は治りがよく、一方、行動力があってもネガティブな考えの方は治りが悪い。もちろんこれは私の現場の感覚で、全く根拠もない非科学的な考え方ですから、こんな偏った見方・捉え方が間違っている可能性が高く、この偏見が今後の治療の進歩や効果を邪魔することもわかっているので、消去法的な取り組みで私の間違いになるべく早く気がつきたいとも思っています。だから協力してください。ポジティブな捉え方でセルフケアに取り組んでください。ここまで読んでいただいたみなさんの改善を願っています。

二〇一九年四月

島崎広彦

島崎広彦

しまざき・ひろひこ

1968 年、東京都青梅市生まれ。上部頸椎カイロプラクター、オフィス・シマザキ院長。「首」のスペシャリスト。幼少期に農家の両親の肩もみを日課としていたことから、治療の道を志す。1995 年にオフィス・シマザキを開院。口コミで人気が広がり、3 年目には全国から患者が訪れる連日満員の大人気治療院となる。現在も本場アメリカで学びを深めている。これまでに述べ 30 万人以上を回復に導いている。著書に 10 万部超のベストセラー『首を整えると脳が体を治しだす』（アチーブメント出版）などがある。

「オフィス・シマザキ」http://www.naoru-shimazaki.com

「痛み」も「コリ」も首次第

2019 年 5 月 29 日　初版第 1 刷発行

著者　島崎広彦

発行者　藤木健太郎

発行所　清流出版株式会社

〒 101-0051

東京都千代田区神田神保町 3-7-1

電話　03-3288-5405

編集担当　古満 温

http://www.seiryupub.co.jp/

印刷・製本　大日本印刷株式会社

乱丁・落丁本はお取替えします。

ISBN 978-4-86029-485-4